高等中医药院校创新系列实验教材

总主编　孙红梅　贺　娟

机能学实验指导

（供中医学、针灸推拿学、护理学等专业用）

主　编　唐炳华　郭　健

中国中医药出版社

·北　京·

图书在版编目（CIP）数据

机能学实验指导/唐炳华，郭健主编．—北京：中国中医药出版社，2013.8（2016.9重印）
高等中医药院校创新系列实验教材
ISBN 978-7-5132-1553-4

Ⅰ.①机…　Ⅱ.①唐…　②郭…　Ⅲ.①机能（生物）-人体生理学-实验-中医院校-教材　Ⅳ.①R33-33

中国版本图书馆CIP数据核字（2013）第154183号

中 国 中 医 药 出 版 社 出 版
北京市朝阳区北三环东路28号易亨大厦16层
邮政编码　100013
传真　010 64405750
北京时代华都印刷有限公司印刷
各地新华书店经销
*
开本　787×1092　1/16　印张　7.75　字数　166千字
2013年8月第1版　　2016年9月第5次印刷
书　号　ISBN 978-7-5132-1553-4
*
定价　15.00元
网址　www.cptcm.com

社长热线　010 64405720
购书热线　010 64065415　010 64065413
书店网址　csln.net/qksd/
官方微博　http://e.weibo.com/cptcm

高等中医药院校创新系列实验教材

《机能学实验指导》编委会

主　编　唐炳华　郭　健

副主编　刘连起　程　薇　杨晓敏

编　委　朱庆文　高　蔚　杨向竹　孙丽萍

前　言

　　随着教育理念的更新和医学模式的转变，注重医学生实践能力、创新精神、综合素质的培养已成为医学教育的共识，加强医学实践教学、改革医学实践的教学内容和模式已得到广泛认可。在我国，高等中医药院校经过半个多世纪的建设与发展，实现了从传统教育方式向现代教育方式的转变，现代中医药高等教育已经成为我国高等教育体系的重要组成部分，完善中医药学及其相关专业实践教学体系、突出实践教学环节、强调中医药实践教学特色的改革已在中医药院校普遍展开，围绕中医药院校实践教学教材的改革，特别是基础医学实验教材和中医药特色实验教材的建设工作势在必行。我们在北京中医药大学以及中国中医药出版社的大力支持下，组织编写了这套高等中医药院校创新系列实验教材。

　　本次出版的高等中医药院校创新系列实验教材包括三个分册，第一分册《实验室基本技术和中医学综合实验指导》、第二分册《形态学实验指导》、第三分册《机能学实验指导》，基本包括了中医药学及其相关专业学生的基础实验教学内容。

　　本系列创新实验教材的编写和中医药院校基础实验教学的改革密切联系，编委会多次组织各分册主编进行研讨，专门聘请兄弟院校的专家介绍基础实验改革经验，力求通过这套教材，促进中医药院校实验教学模式的转变，并为新实验教学体系的建立提供教材保证。

　　本系列创新实验教材的编写是在查阅国内同类教材的基础上进行的，既遵循医学实践教学的规律，又开阔思路、大胆创新，对这套教材进行了整体创新设计。将原来基础实验教学中分散在生物学、组织学、生物化学和生理学实验中一些医学基本实验方法和技术进行有机整合，编写了第一分册"实验室基本技术"的内容。这部分从医学实验的需要出发增加了实验室安全知识的内容，并根据中医药学的特点增加了中药汤剂的制备及计量计算的实验内容，这样既减少了重复，又给学生建立了基础医学实验的整体概念。"中医学综合实验指导"依据高等中医药院校人才培养的需求编写了独具特色的中医学实验，将中医学的基本理论与现代医学密切联系，在我校多年进行中医学实验的基础上，从验证性、综合性和设计性多个层次进行精心设计，使中医院校的学生在了解中医辨证论治规律的同时，也了解中医药应用的科学性，以开拓学生的视野，锻炼学生的动手能力，提高学生的创新意识，并初步使学生建立中医学科研的基本思路。第二分册以人体组成系统为主线，将器官的大体正常解剖形态结构和病理解剖的变化相比较，将肉眼和显微镜观察相结合，图文并茂，使学生对人体主要器官的正常形态和病理变化、大体结构和微细结构有一个全面的认识，使原来在解剖学、组织学和病理学分别学到的知识在实践教学中得到进一步融会贯通。第三分册上篇将生理学、药理学和病理生理学的实验进行有机整合，使学生在认识人体某些生理现象的同时，还熟悉了药物的影响以及病理状态下机体生理功能的改变，强化了基础实验与临床的密切关系；下篇除了介绍生物化学经典基本实验外，密切结合现代疾病谱的变化编写了糖、蛋白质及肝脏功能代谢方面的综合实验，还增加了学生设计性实验的内容，使学生将生物化学学到的理论知识与临床疾病的诊断方法密切联系起来，既加深了对机体代谢过程的理解，也观察到了某些疾病引起的机体代谢功能的改变。

　　总之，本系列实验教材从编写理念、思路到框架搭建以及内容编排上都力求创新，改变了以往单纯以理论课程为中心设计验证性实验的模式。以临床医学的需要为导向，加大了综合性实验和设计性实验的比例，以提高学生分析问题和解决问题的能力；以器官和疾病为中心，强化基础和临床的结合、传统中医和现代医学的融合，以培养学生的创新思维和动手能力。

　　本系列教材是高等中医药院校首次编写的创新基础医学实验教材，编写人员都是长期从事解剖学、组织学、生物学、生理学、生物化学、中医实验学教学的一线教师，他们为编写这套实验教材花费了大量心血。正由于是第一次编写创新实验教材且时间匆忙，因此难免存在一些问题和不足，望读者指正，以便修改。

总主编

2013 年 5 月 2 日于北京

编写说明

医学以生命科学理论和技术为基础，研究人体的组成结构以及与代谢有关的生命活动。实验医学是现代医学教育的重要组成部分，对培养学生的动手能力、科研思维能力有重要作用。

《机能学实验指导》是北京中医药大学基础医学院实验教学中心在多年实践教学的基础上组织编写的一本创新教材。本书以生理学和生物化学为主体，结合了部分病理生理学和药理学内容，按照实验目的、实验原理、实验材料、实验操作、观察项目、注意事项、实验点评和临床联系的顺序编写每一个实验，以充分贯彻机能学实验课程的系统性和独立性。

本书分为上、下篇。上篇以组织和系统为主线，设计了神经－骨骼肌、血液、循环系统、呼吸系统、消化系统、泌尿系统、神经系统等七方面的实验，观察各组织和系统的基本生理活动及功能，并在此基础上，进行病理生理现象的观察以及药物对机体功能作用的研究，从而既能节约时间和动物成本，又能使学生的综合能力得到提高。下篇首先在生物和生命层面设计了蛋白质化学、核酸化学、酶、生物氧化、代谢调节、肝胆生化等内容，旨在指导学生通过实验观察和分析，融会贯通相关理论课内容；其次结合分光光度技术、离心技术、电泳技术、层析技术等经典实验技术，引导学生认知生命科学及相关技术的发展历程；并在内容层次上分为基本实验、综合实验、设计实验三部分，各部分内容的安排充分考虑到机能实验在不同专业培养方向的应用。

本书的特点是改变了以前各学科独立设置实验课的模式，在实验内容上进行了重组和整合，特别是增加了实验点评和临床联系一项，将教师在多年实验教学中发现的学生常犯错误和容易忽略的细节问题指出来，有助于提高学生实验效果。

《机能学实验指导》的编写得到了北京中医药大学和国内众多同行专家的支持和指导，人体机能系全体教师倾力支持本教材的编写，在此一并致以衷心感谢。由于机能学内容繁多、编者学识有限，加之机能学发展迅速，本实验教材难免存在遗漏或错讹，谨请读者提出宝贵意见和建议，随时通过 prc. no. 1@ sina. com 与编委会联系。编委会将及时回复并深表感谢，更将在修订时充分考虑读者所提的意见和建议。

《机能学实验指导》编委会

2013 年 8 月

目　录

上　篇

下　篇

附　录

上 篇

第一章　神经－骨骼肌实验

　　动作电位是兴奋的标志。神经、肌肉和腺细胞接受刺激能产生动作电位，因此称为可兴奋细胞。动作电位具有全或无的特点，并进行不衰减的传导。骨骼肌接受神经系统的调控。神经纤维首先产生动作电位并以局部电流的形式进行传导，通过神经肌肉接头将兴奋传递到骨骼肌。骨骼肌细胞膜产生动作电位，通过三联管介导的兴奋收缩偶联，释放 Ca^{2+}，引发肌丝滑行。其外部表现形式分为单收缩和强直收缩。只有强直收缩才会产生最大的肌张力。本节从神经－骨骼肌标本的制备、肌肉收缩强度与收缩频率的关系来探讨神经与肌肉的功能关系。

实验一　坐骨神经－腓肠肌标本制备

【实验目的】

1. 掌握蛙类坐骨神经－腓肠肌标本的制备方法。
2. 通过标本的制备与检测，加深对兴奋概念和可兴奋组织的理解。

【实验原理】

　　两栖类动物的一些基本生命活动和生理功能与恒温动物近似，但其离体组织所需的存活条件比较简单，易于控制并掌握。在生理实验中，常用它们的离体组织或器官作为实验标本来观察刺激、兴奋的一些规律。如蟾蜍的坐骨神经－腓肠肌标本属于可兴奋组织，在人工配制的任氏液中，其兴奋性数小时内保持不变。若给坐骨神经施加一个适宜刺激，可在神经、肌肉上产生一个可传导的动作电位，并出现一次明显的肌肉收缩和舒张。

【实验对象】

蟾蜍。

【实验材料】

蛙类手术器械（粗剪刀、组织剪、眼科剪、圆头镊、眼科镊）、金属探针、玻璃分针、蛙板、培养皿、锌铜弓、手术丝线、滴管、任氏液。

【实验操作】

1. **破坏脑和脊髓**　取蟾蜍 1 只，用自来水冲洗干净。左手握住蟾蜍，用拇指按压背部，食指按压头部前端，使头前俯。右手持探针由头部前端沿正中线向尾端触划，当触划到凹陷处，即枕骨大孔所在部位。将探针由此处垂直刺入枕骨大孔，然后折向前刺入颅腔并左右搅动，捣毁脑组织。再将探针缓慢撤回至进针处，折向

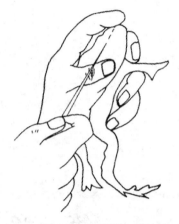

图 1 - 1 　破坏蟾蜍脑和脊髓的方法示意图

后刺入椎管，反复提插捣毁脊髓（图 1 - 1）。如果蟾蜍下颌呼吸运动消失，四肢松软，则表明脑和脊髓已完全破坏，否则须按上法再行捣毁。

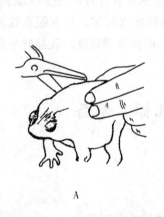
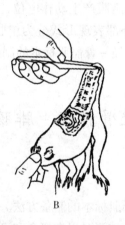
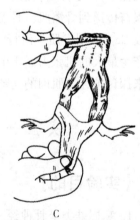

A　　　　　　　　　　B　　　　　　　　　　C

图 1 - 2 　坐骨神经 - 腓肠肌标本制备过程示意图

2. **剪除躯干上部及内脏**　左手捏住蟾蜍脊柱，右手持粗剪刀在骶髂关节水平以上 0.5 ~ 1cm 处剪断脊柱（图 1 - 2A），再沿脊柱两侧剪开腹壁，使躯干上部与内脏自然下垂，剪除躯干上部和所有内脏，留下后肢、髂骨、部分脊柱及紧贴于脊柱两侧的坐骨神经，切勿损伤两侧的坐骨神经（图 1 - 2B）。

3. **剥皮及分离下肢**　左手捏住脊柱断端（注意不要压迫神经），右手捏住断端皮肤边缘，向下完全剥掉后肢皮肤，浸入盛有任氏液的小烧杯中。冲洗手及用过的手术器械。然后沿正中线用粗剪刀将脊柱及耻骨联合中央剪开，并完全分离两侧下肢。将两下

肢标本置于盛有任氏液的培养皿内备用（图1－2C）。

4. **游离坐骨神经** 取一侧下肢标本，用玻璃分针沿脊柱旁游离坐骨神经，并于靠近脊柱处穿线、结扎并剪断。轻轻提起结扎线，用眼科剪刀剪去周围的结缔组织及神经分支，切勿用力牵拉坐骨神经。再将标本背面朝上放置，将梨状肌及周围的结缔组织剪去。在股二头肌与半膜肌之间的缝隙处，即坐骨神经沟，找出坐骨神经大腿段，用玻璃分针仔细分离，边分离边剪断坐骨神经分支，将神经一直游离到腘窝（图1－3A、B）。

5. **完成坐骨神经－腓肠肌标本的制备** 将游离的坐骨神经轻轻搭在腓肠肌上，在膝关节周围剪去大腿肌肉，并用粗剪刀将股骨剔净，在股骨中段剪断股骨（保留股骨约1cm）。在跟腱处穿线并结扎，在结扎处远端剪断跟腱。游离腓肠肌至膝关节处，轻提结扎线，然后将膝关节下方小腿其余部分剪除。这样坐骨神经－腓肠肌标本就制备完成了（图1－3C）。

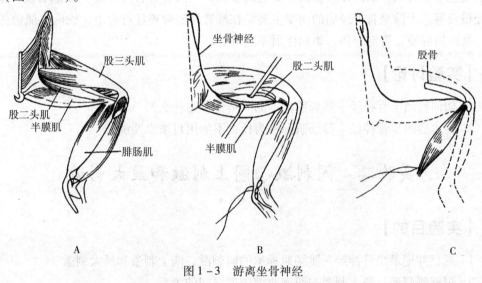

图1－3 游离坐骨神经

【观察项目】

用浸有任氏液的锌铜弓轻轻触及坐骨神经，观察腓肠肌的反应。如腓肠肌发生迅速而明显的收缩，表明标本的兴奋性良好。将标本置于盛有任氏液的培养皿中，以备上机检测肌肉的收缩性能。

【注意事项】

1. 破坏脑和脊髓时，不要将蟾蜍的头部对着自己和别人的面部，以防蟾酥溅入眼内。如果蟾酥不慎溅入眼内，应立即用生理盐水冲洗。

2. 制备标本过程中，避免用手或金属器械牵拉、夹捏神经和肌肉，以免损伤标本。

3. 制备标本过程中，经常给肌肉和神经滴加任氏液，防止标本干燥，保持标本兴奋性的正常。

4. 标本制成后，应置于任氏液中浸泡数分钟，待其兴奋性稳定后再进行实验。

【实验点评与临床联系】

神经和骨骼肌组织的兴奋性较高，本实验较容易完成。在实验过程中，注意将坐骨神经周围的结缔组织分离干净，以免影响实验结果。

骨骼肌受神经支配，神经到骨骼肌传导的每个环节出现问题都会导致骨骼肌功能异常。比如，重症肌无力是神经－肌肉接头部位因乙酰胆碱受体减少而出现传递障碍的自身免疫性疾病，导致眼肌、吞咽肌、呼吸肌以及四肢骨骼肌无力，不能收缩。

坐骨神经由腰5～骶3神经根组成，是支配下肢的主要神经干，管理下肢的感觉和运动。坐骨神经痛是一种具有单侧或双侧下肢放射性疼痛、臀部疼痛等症状，由多种病因引起的综合征，其按病损部位分为根性和干性坐骨神经痛，前者多见。根性坐骨神经痛病变位于椎管内，病因以腰椎间盘突出最多见，其次有椎管内肿瘤、腰椎结核、腰骶神经根炎等。干性坐骨神经痛的病变主要是在椎管外坐骨神经行程上，病因有骶髂关节炎、盆腔内肿瘤、臀部外伤、臀肌注射不当等。

【实验讨论】

1. 如何检测坐骨神经－腓肠肌标本的兴奋性？为什么？
2. 剥皮后的坐骨神经－腓肠肌标本为什么不能用自来水冲洗？

实验二　阈刺激、阈上刺激和最大刺激

【实验目的】

1. 观察并记录坐骨神经－腓肠肌标本的阈刺激、阈上刺激和最大刺激。
2. 观察阈刺激、最大刺激与肌肉收缩幅度之间的关系。

【实验原理】

神经肌肉组织具有兴奋性，能接受刺激并发生兴奋反应。标志单一细胞兴奋性大小的刺激指标常用阈值即强度阈值表示。单一细胞的兴奋性是恒定的，但是不同细胞的兴奋性并不相同。因此，对于多细胞的组织来说，在一定范围内，刺激与反应之间并不是表现"全或无"的关系。坐骨神经和腓肠肌是多细胞组织，当单个方波电刺激作用于坐骨神经或腓肠肌时，如果刺激强度太小，不能引起肌肉收缩。只有当刺激强度达到阈值（阈刺激）时，才能引起肌肉发生最微弱的收缩，这时引起的肌肉收缩称阈收缩（只有兴奋性高的肌纤维收缩）。以后随着刺激强度的增加，肌肉收缩幅度也相应增大，这种刺激强度超过阈值的刺激称为阈上刺激。当刺激强度增大到某一数值时，肌肉出现最大收缩反应，即使再继续增大刺激强度，肌肉的收缩幅度也不再增大。这种能使肌肉发生最大收缩反应的最小刺激强度称为最适强度，具有最适强度的刺激称为最大刺激。最大刺激引起的肌肉收缩称为最大收缩（所有的肌纤维都收缩）。由此可见，在一定范围内，骨骼肌收缩的大小取决于刺激的强度，这是刺激与组织反应之间的一个普遍规律。

【实验对象】

蟾蜍。

【实验材料】

蛙类手术器械、铁支架、双凹夹、肌动器、张力换能器、电子刺激器、生物信号采集处理系统、任氏液。

【实验操作】

1. 制备坐骨神经－腓肠肌标本（见实验一），将标本置于任氏液中浸泡备用。

2. 连接实验仪器装置。将肌动器固定于铁支架上，张力换能器固定于肌动器的正上方；将坐骨神经－腓肠肌标本所带的股骨断端固定于肌动器上，再将标本跟腱上的结扎线系在其上方的张力换能器的悬梁臂上；调整肌动器与张力换能器之间的距离，保持垂直和适宜的紧张度；将标本的坐骨神经干搭在肌动器的电极上，张力换能器与计算机生物信号采集处理系统输入通道相连，刺激器的输出与肌动器的电极接线柱相连。

3. 打开计算机，启动生物信号采集处理系统，点击菜单"实验/实验项目"，按计算机提示逐步进入张力活动的实验项目。

【观察项目】

1. **阈刺激** 根据设置的刺激参数，逐次增大刺激强度，记下出现轻微收缩时的刺激强度，该刺激为阈刺激。

2. **最大刺激** 继续增大刺激强度，并记录收缩反应。观察每次增大刺激强度后，肌肉收缩曲线是否也相应增大。当肌肉收缩达到一定程度时，再增大刺激强度，肌肉收缩曲线也不再继续升高，即为肌肉的最大收缩。出现肌肉最大收缩时的第一个（最小）刺激强度即最大刺激强度。

【注意事项】

1. 经常滴加任氏液，以保持标本湿润，具有良好的兴奋性。

2. 测定最大刺激时，刺激强度应缓慢增大，避免强度增加过高过快而使神经疲劳，影响实验结果。

【实验点评与临床联系】

实验采用方波刺激，在刺激作用时间和强度－时间变化率都固定不变的条件下，能引起组织兴奋的最小刺激强度为阈刺激（即在实验中观察到随着刺激强度的增加，肌肉开始出现轻微收缩时的刺激强度）。最大刺激指引起肌肉发生最大收缩时最早出现，最小的那个刺激。阈刺激与最大刺激都是一种极限刺激值，但是在衡量组织兴奋性时应采用阈刺激作为指标。

在观察最大刺激时，有时会出现随着刺激强度增大，肌肉收缩幅度反而缩小的情况，多是由于刺激过于频繁，需要让肌肉稍事休息，或适当滴加任氏液再重新刺激。

临床上肌电图的检查就是采用电子仪器记录肌肉静止或收缩时的电活动，并应用电刺激检查神经、肌肉兴奋和传导功能。肌电图检查是神经系统疾病的重要辅助检查方法，对神经肌肉疾病的诊断、疗效评估、预后评价方面有着重要价值。

【实验讨论】

刺激强度与骨骼肌收缩幅度之间的关系如何？为什么？

实验三　骨骼肌的单收缩和强直收缩

【实验目的】

1. 观察刺激频率和肌肉收缩反应之间的关系。
2. 了解强直收缩的形成过程。

【实验原理】

肌肉兴奋的外在表现形式是收缩。给肌肉一个阈上刺激，肌肉将发生一次收缩，此收缩称为单收缩。单收缩的全过程可分为潜伏期、收缩期和舒张期。当给肌肉连续的脉冲刺激时，如果刺激频率较低，每一个新刺激到来时，由前一次刺激引起的单收缩过程已经结束，因此每次刺激都引起一次独立的单收缩。当刺激频率逐渐升高到某一限度时，后一个刺激落在前一次收缩的舒张期内，于是每次新的收缩都出现在前次收缩的舒张过程中，收缩过程呈现锯齿状，此收缩称为不完全强直收缩。当刺激频率继续升高时，后一个刺激落在前一次收缩的收缩期内，肌肉则处于完全的持续收缩状态，看不出舒张的痕迹，此收缩称为完全强直收缩。

【实验对象】

蟾蜍。

【实验材料】

同实验二。

【实验操作】

1. 制备坐骨神经－腓肠肌标本（见实验一），将标本置于任氏液中浸泡备用。
2. 连接实验仪器装置（见实验二）。

3. 打开计算机，启动生物信号采集处理系统，点击菜单"实验/实验项目"，按计算机提示逐步进入记录张力活动的实验项目。

【观察项目】

1. **单收缩** 将刺激频率置于低频，连续刺激，描记独立或连续的单收缩曲线。
2. **不完全强直收缩** 升高刺激频率，描记出锯齿状的不完全强直收缩曲线。
3. **完全强直收缩** 继续升高刺激频率，直到描记出平滑的完全强直收缩曲线。

各种曲线见图 1-4。

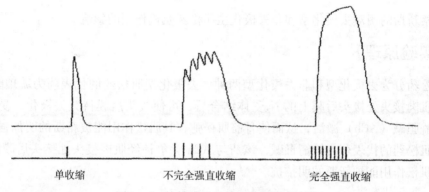

单收缩　　　　　　不完全强直收缩　　　　　完全强直收缩

图 1-4 蟾蜍腓肠肌单收缩和强直收缩

【注意事项】

1. 每次刺激后要适当休息，以免标本疲劳。
2. 经常滴加任氏液，以保持标本湿润，具有良好的兴奋性。

【实验点评与临床联系】

实验中可以观察到不同频率的刺激引起不同形式的收缩，对结果进行分析时必须明确不同形式的收缩与刺激频率之间的关系，阐述不同形式收缩的产生原理，并通过对收缩曲线的观察，明确完全强直收缩作为骨骼肌收缩的主要形式其优势所在。

正常体内由运动神经传到骨骼肌的兴奋冲动都是快速连续的，因此体内骨骼肌收缩几乎都属于完全强直收缩，但强直收缩持续的时间长短不同。强直收缩所能产生的最大张力可达单收缩的 4 倍左右。机体的随意运动和反射运动大多数是基于来自运动神经的反复冲动而引起的强直收缩。

骨骼肌的兴奋性高，反应速度快，以每秒 10~30 次的刺激频率可引起完全强直收缩；平滑肌反应速度小，每秒 6 次的刺激频率就会引起强直收缩；而心肌由于不应期长，因此不产生强直收缩。

【实验讨论】

1. 刺激强度与骨骼肌收缩幅度之间的关系如何？

2. 单收缩、强直收缩形成的原理是什么?

3. 骨骼肌的收缩幅度为何随刺激频率的增加而增加?

实验四 新斯的明对琥珀酰胆碱和筒箭毒肌肉松弛作用的影响

【实验目的】

观察新斯的明对去极化型和非去极化型肌松药肌松作用的影响。

【实验原理】

肌松药分为去极化型和非去极化型两种。去极化型肌松药的代表药为琥珀酰胆碱,与神经肌肉接头处接头后膜上的 N_2 受体结合后,可使接头后膜持久去极化,受体不能再被乙酰胆碱(ACh)激活,从而使骨骼肌松弛,其肌松作用能被新斯的明加强。非去极化型肌松药的代表药为筒箭毒碱,该药与 ACh 竞争神经肌肉接头处接头后膜的 N_2 受体,其肌松作用能被新斯的明拮抗。

【实验对象】

大鼠。

【实验材料】

试剂:0.005% 氯化筒箭毒碱、0.03% 氯化琥珀酰胆碱、0.01% 溴化新斯的明、20% 氨基甲酸乙酯(乌拉坦)、2% 盐酸普鲁卡因、生理盐水。

器材:哺乳动物手术器械、生物信号采集系统、刺激器、张力换能器、棉线、橡皮泥、大头钉、铁架台等。

【实验操作】

1. **仪器准备** 安装实验仪器装置,设定刺激器参数(刺激强度 0.4V 左右,波宽 2ms,延时 1ms)。

2. **麻醉大鼠** 大鼠称重,腹腔注射 20% 氨基甲酸乙酯溶液 0.6~0.75ml/100g 麻醉(相当于 1.2~1.5g/kg),数分钟后翻正反射消失,即可进行实验。

3. **分离坐骨神经** 在髋关节后,坐骨结节内侧凹陷处切开皮肤,钝性分离肌肉,暴露出一段坐骨神经(粗大白色神经),用浸有普鲁卡因的棉线围绕坐骨神经打一个结(注意棉线要尽可能细,并拧干),在坐骨神经干上做传导阻滞麻醉,排除上行干扰。

4. **分离腓神经** 在膝关节外侧剪开皮肤,钝性分离肌肉组织,分离腓神经,穿线备用。

5. **分离胫前肌** 两前肢背位固定于手术台上(仰卧),从后肢踝关节正前方向上剪开小腿皮肤，剪断踝关节前部横韧带，分离胫前肌肌腱，沿胫骨分离胫前肌（注意不要损伤血管），在踝部的胫前肌肌腱处扎线，于结扎线远端切断肌腱。

6. **连接仪器**　手术操作完成后，将胫前肌与张力换能器连接，腓神经处安放刺激电极。最适前负荷定为 10g。稳定一段时间后，于给药前记录一段正常的肌肉收缩曲线。

【观察项目】

1. 腹腔注射 0.005% 氯化筒箭毒碱 0.4ml/100g（相当于 0.2mg/kg），待收缩振幅被抑制了 20% 时，立即由舌静脉匀速注射 0.01% 溴化新斯的明 0.1ml/100g（相当于 0.1mg/kg），描记胫前肌收缩曲线。

2. 肌肉收缩恢复后，腹腔注射 0.03% 氯化琥珀酰胆碱 0.4～0.8ml/100g（相当于 1.2～2.4mg/kg），待收缩振幅被抑制了 20% 时，立即由舌静脉匀速注射 0.01% 溴化新斯的明 0.1ml/100g（相当于 0.1mg/kg 体重），描记胫前肌收缩曲线。

【注意事项】

1. 腓神经位置较浅，很细，位于横向与斜向纤维之间，向外下方走行，深层为胫神经，小心误认。

2. 新斯的明静脉注射不宜过快，可静脉插管给药。每次注射药物后，需立即注射生理盐水 0.5～1.0ml，确保插管内积存的药液全部进入静脉。

【实验点评与临床联系】

递质与受体的结合不仅与递质和受体本身有关，也与降解递质的酶有关。去极化型肌松药琥珀酰胆碱和非去极化型肌松药筒箭毒碱的肌松作用机制不同，新斯的明抑制胆碱酯酶降解乙酰胆碱的过程，因此使琥珀酰胆碱的肌松作用加强，而筒箭毒的肌松作用则可被新斯的明所拮抗。

琥珀酰胆碱和筒箭毒碱都属于肌松药物，能够松弛肌肉，通常作为全麻时的辅助用药，以使患者在较浅的麻醉下骨骼肌完全松弛，减少全麻药的用量，提高外科手术的安全性。

【实验讨论】

1. 去极化（如琥珀酰胆碱）和非去极化（如筒箭毒碱）型肌松药的肌松机制有何不同？

2. 新斯的明对去极化型和非去极化型肌松药肌松作用的影响有何不同？为什么？

第二章　血液实验

血液是在心血管系统中循环流动的液体，由血细胞和血浆组成，具有运输、缓冲、防御等各种生理功能，对于维持内环境稳态、机体生理功能的正常进行有重要作用。血细胞包括红细胞、白细胞和血小板等，检测血细胞的分类和数量是临床上最基础的检查之一。本章通过血细胞的分类、计数和血型鉴定等加深对血液功能重要性的理解。

实验一　血涂片制作和血细胞观察

【实验目的】

1. 掌握血涂片的制作和人体微量采血的方法。
2. 了解各种血细胞的形态结构特点和相关功能。

【实验原理】

利用姬姆萨（Geimsa）染色分辨血细胞的不同组分。姬姆萨染色法对细胞核着色较好，结构显示更清晰，而对细胞质和中性颗粒则染色较差。姬姆萨染液由天青、伊红组成，细胞中碱性物质与酸性染料伊红结合染成红色，因此这些碱性物质又称为嗜酸性物质。如红细胞中的血红蛋白、嗜酸性粒细胞中的颗粒为碱性物质（嗜酸性物质），这些物质可与伊红结合染成红色。细胞中的酸性物质可与染液中的碱性染料天青结合染成蓝色，因此这些酸性物质又称嗜碱性物质。如嗜碱性粒细胞中的颗粒为酸性物质（嗜碱性物质），这些物质可与碱性染料天青结合染成蓝色。细胞核富含由脱氧核糖核酸和碱性组蛋白等组成的核蛋白（精子细胞核还富含碱性精蛋白），这些物质与染液中的酸性染料伊红结合染成红色，但因为核蛋白中还有少量的弱酸性物质，它们与染液中的碱性染料天青结合染成蓝色，但因含量极少，蓝色反应极弱，故细胞核被染成紫红色。幼稚红细胞的细胞质和细胞核的核仁中含有酸性物质，它们与染液中的碱性染料天青有亲和力，故被染成蓝色。

【实验对象】

人的指血。

【实验材料】

试剂：甲醇、冰醋酸、姬姆萨染液、75％酒精、生理盐水。

器材：移液器、染色板、载玻片、盖玻片、血细胞计数板、显微镜、采血针、脱脂棉球、毛细管、牙签、1ml离心管、5ml离心管、吸头。

【实验操作】

1. 血涂片制作

（1）用75％酒精棉球消毒无名指指尖，待酒精挥发后，操作者以左手把取血者手指捏紧，右手用消毒采血针在取血手指上刺一伤口，深约2mm，以干棉球拭去第一滴血，轻按取血者手指，待血液成滴，沾一滴血于干净载玻片右端。

（2）另取一边缘光滑平齐的玻片作为推片，推片与载玻片成30度角左右，并与血滴接触，使血滴在推片边缘散开，迅速将推片推向左方，制成一均匀、厚度适中的血涂片（图2-1）。

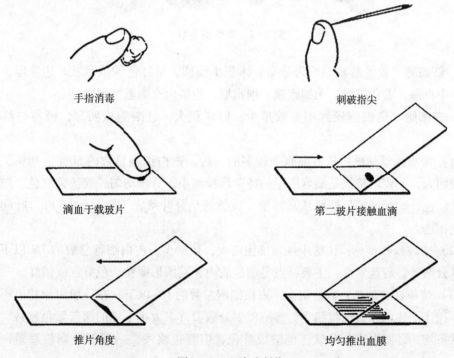

手指消毒　　　　　　　　　　　　刺破指尖

滴血于载玻片　　　　　　　　　　第二玻片接触血滴

推片角度　　　　　　　　　　　　均匀推出血膜

图2-1　血涂片制作

2. 姬姆萨染色

先将已干的血涂片浸入甲醇固定液内固定10~15min，取出挥发，然后浸入染色液内20min，取出，用水迅速冲洗至血膜呈粉红色，挥发后即可观察。

【观察项目】

制作良好的血涂片厚薄适宜，血膜分布均匀，呈粉红色。选厚薄适宜部位置显微镜下观察。先用低倍镜观察全片，了解涂片、染色、细胞分布情况，再用高倍镜、油镜观察（图2-2）。

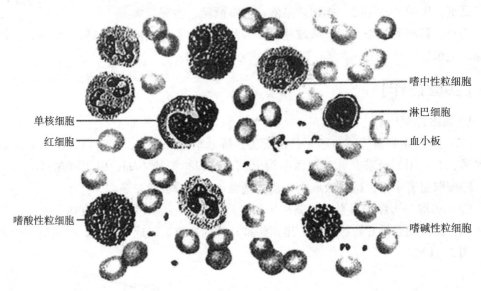

图2-2　血细胞类型

1. **红细胞**　数量最多，均匀分布，体积小而圆，呈红色的圆盘状。边缘厚，着色较深；中央薄，着色较浅。无细胞核、细胞器，胞质内充满血红蛋白。

2. **白细胞**　白细胞较红细胞数量少，但体积大，且细胞核明显，极易与红细胞鉴别。

（1）嗜中性粒细胞：是白细胞中较多的一种，占白细胞总数的50%～70%，体积比红细胞大，主要的特征是细胞质中的特殊颗粒细小，分布均匀，着淡紫红色。细胞核着深紫红色，幼稚型的呈杆状或马蹄形，成熟的呈分叶状，一般分3～5叶，叶间以染色质丝相连。

（2）嗜酸性粒细胞：比嗜中性粒细胞略大，数量少，占白细胞总数的7%以下。细胞核常分两叶，着蓝紫色。主要特点是细胞质内充满圆形颗粒，色鲜红或橘红。

（3）嗜碱性粒细胞：数量很少，占白细胞总数的1%以下。在一般血涂片上不易找到，体积比上述两种白细胞稍小。细胞质中分散着许多大小不一的深蓝紫色颗粒。细胞核形状不均一，圆形或分叶状，也染成紫色，但着色略浅，一般都被颗粒遮盖，形状不清。

（4）淋巴细胞：数量较多，占白细胞总数的20%～40%，可见小型、中型淋巴细胞。其中小淋巴细胞最多，略大于红细胞。细胞核大而圆，几乎占据整个细胞，染成深蓝紫色。细胞质极少，仅在细胞核的一侧出现，呈一线状天蓝色或淡蓝色的细胞质染色区。中型淋巴细胞比红细胞大，细胞质较小淋巴细胞稍多，着色较浅。细胞核呈圆形或卵圆形，位于细胞中部，也染成深蓝紫色。

（5）单核细胞：数量少，占白细胞总数的2%～8%，是细胞中体积最大的一种，细胞核呈肾形或马蹄形，常位于细胞一侧，着色比淋巴细胞浅。

3. **血小板** 为形状不规则的细胞小体，其周围部分为浅蓝色，中央有细小的紫色颗粒，常聚集成群，分布于红细胞之间。高倍镜下一般只能看到成堆的紫色颗粒，在油镜下才能看到颗粒周围的浅色细胞质部分。

【注意事项】

1. 取血滴不宜过大，以免涂片过厚，影响观察。
2. 取血注意勿触及皮肤，否则血在玻片上不能成滴。
3. 要使涂片厚薄均匀，拿片角度和推片速度应适中，用力均匀。
4. 涂片一般在后半部为好，白细胞在边缘和尾端较多。

【实验点评与临床联系】

涂片和染色效果的好坏直接关系到检验结果，玻片的清洁很关键。

准确地辨认红细胞和不同种类的白细胞，才能保证血常规检查的正确性，为临床提供可靠的检验结果。

【实验讨论】

在显微镜下辨别各种不同的白细胞类型，并简要说明各自的作用。

实验二　血细胞的计数

【实验目的】

1. 掌握用细胞计数板进行细胞计数的方法。
2. 通过观察，加深对红细胞和白细胞在血细胞中分布比例的认识。

【实验原理】

1. **血细胞计数板的构造** 计数板是一块特制的长方形厚玻璃板，板面的中部被4条竖直槽和1条短横槽分割出2个计数池和2个支持堤，计数池比支持堤低0.1mm。因此，当放上盖玻片后，计数池与盖玻片之间距离（即高度）为0.1mm。计数池中心部分等分成9个1mm×1mm的大方格，称为计数室，每个大方格面积为1mm²，体积为0.1mm³。四角的大方格又各分成16个中方格，适用于白细胞计数。中央大方格则等分成25个中方格，每个中方格面积为0.04mm²，体积为0.004mm³。每个中方格又各分成16个小方格，适用于红细胞计数（图2-3）。

2. **血细胞计数** ①计数白细胞时，数四角4个大方格A、B、C、D的白细胞总数。②计数红细胞时，数中央大方格四角4个中方格和中央中方格（共5个中方格）的红细胞总数。

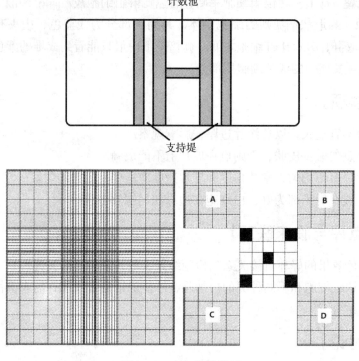

图 2 - 3　血细胞计数板

3. 计算　按以下公式计算，即得每立方毫米（mm³）血内的细胞数、白细胞总数、红细胞总数。

$$细胞数 = \frac{计数板相应方格内细胞总数 \times 稀释倍数}{计数室总体积}$$

$$白细胞数 = \frac{4 个大方格数得的白细胞总数 \times 20 \times 1}{1 \times 1 \times 0.1 \times 4}$$

$$红细胞数 = \frac{中央大方格 5 个中方格数得的红细胞总数 \times 200 \times 1}{0.2 \times 0.2 \times 0.1 \times 5}$$

【实验对象】

人的指血。

【实验材料】

试剂：75%酒精、冰醋酸、生理盐水。

器材：显微镜、微量移液器、血细胞计数板、采血针、脱脂棉球、牙签、1.5ml 离心管、5ml 离心管、10μl 吸头。

【实验操作】

1. 取指血　见实验一。

2. **血液稀释** ①1.5ml 塑料离心管：0.38ml 白细胞稀释液加 0.02ml 血液。②5ml 塑料离心管：3.98ml 红细胞稀释液加 0.02ml 血液。

血液应加入塑料离心管底部，滴入计数室前摇振 1～2min。将盖玻片置于计数板正中，用 10μl 吸头吸取摇匀的稀释血液，将一小滴血液滴在盖玻片边缘的计数板上，使稀释血液通过毛细作用自动流入计数室内。稀释血液滴入计数室后，须静置 2～3min，然后在低倍显微镜下计数。

3. **血细胞计数** 按目前临床上血细胞计数采用的通用单位，将以上所获每毫升血液中所含血细胞数量换算成各血细胞在每升血液中的数量。

将血细胞计数结果填入表 2－1。

表 2－1 血细胞计数

计算次数	4 个大方格白细胞数					5 个中方格红细胞数					
	1	2	3	4	总数	1	2	3	4	5	总数
第 1 次											
第 2 次											
两次平均总数											
血细胞计数	×10⁹/L					×10¹²/L					

4. **清洗血细胞计数板** 盖玻片及计数板用过之后必须立即用水冲洗，但不可刷洗。计数板晾干或吹干后应镜检计数室是否干净，如不干净必须重复洗至干净为止。

【注意事项】

1. 计数时对横跨刻度上的血细胞，依照"数上不数下，数左不数右"的原则进行计数。

2. 计数白细胞时，如发现各大格的白细胞数目相差 8 个以上，表示血细胞分布不均匀，必须把稀释液摇匀后重新计数。

3. 计数红细胞时，如发现各中方格的红细胞数目相差 20 个以上，表示血细胞分布不均匀，必须把稀释液摇匀后重新计数。

【实验点评与临床联系】

血细胞计数是否准确与操作的准确程度和熟练程度密切相关。取量液体要准确。将血液滴加在计数板上时，如滴入过多，则血液溢出并流入两侧沟槽内，使盖玻片浮起，体积改变，会影响计数结果，需用滤纸把多余的血液吸出，以沟槽内没有血液为宜。如滴入血液过少，经多次充液，易造成气泡，造成计量不准。这时应洗净计数室，干燥后重做。红细胞和白细胞的计数，各使用一计数室。

血细胞的分类与计数检测称为血常规检查，是临床上最基础的检查之一。检查项目包括红细胞、白细胞分类与计数、血小板计数、血红蛋白定量等。通过观察血细胞数量变化及形态分布，可诊断疾病。例如：感染性疾病通常会使白细胞的数量和分类发生变化；贫血时血红蛋白或红细胞的检验值会降低；血小板的减少会导致易出血或出血时不易止血，而血小板增多会使血栓发生的可能性增大。

许多疾病都会引起血常规检查结果的异常，并可以借此发现许多全身性疾病的早期迹象，提示医生进行更深入的检查。

【实验讨论】

根据实验体会分析血细胞计数准确性的影响因素。

实验三　血型鉴定

【实验目的】

掌握 ABO 血型的鉴定方法。

【实验原理】

红细胞膜上具有血型糖蛋白，作为血型抗原，也称为凝集原。ABO 血型就是根据红细胞表面血型抗原来确定的，即根据红细胞上有或无 A 抗原或（和）B 抗原，将血型分为 A 型、B 型、AB 型及 O 型四种（表 2－2）。人的血清中含有不同的抗体，即凝集素，但不含与自身凝集原相对抗的凝集素。凝集原和相应的凝集素特异性结合，使红细胞凝集成团，进而引起红细胞破裂，发生溶血。ABO 血型鉴定的原理是利用红细胞凝集试验，将待测血液分别与已知含 A 抗体和 B 抗体的标准血清混合，通过观察是否发生凝集现象，判断待测血液红细胞上有何种抗原，由此确定待测血液的血型。

表 2－2　ABO 血型分类

血型	A	B	O	AB
红细胞抗原	A	B	无	A + B
血清抗体	抗 B	抗 A	抗 A + 抗 B	无

【实验对象】

人的指血。

【实验材料】

试剂：标准 A 血清、标准 B 血清。
器材：显微镜、脱脂棉球、载玻片、一次性采血针、毛细滴管、牙签。

【实验操作】

1. 标记载玻片，左上角写 A，右上角写 B。分别吸取标准 A 血清和标准 B 血清各 1 滴，滴于载玻片左侧和右侧。

2. 以采血针刺破左手无名指尖，待血液流出，用 2 支毛细滴管吸取血液，分别加到载玻片左、右两侧的血清内，用牙签搅拌，使标准血清与血液混匀。手持载玻片转动数次，转动时载玻片应保持在一个水平面上，然后置室温下，5min 后观察结果。

【观察项目】

1. **肉眼观察** 如果外观略呈花边状或锯齿状，看上去有沉淀，则多为凝集；如果血滴呈均匀状态，边缘整齐，则多为不凝集。

2. **低倍镜下观察** 如果观察到红细胞凝集成团，或仅有少数游离细胞，则为凝集现象；如果红细胞均为游离状态，则为不凝集。根据镜下所见有无凝集现象判定血型（图 2-4）。

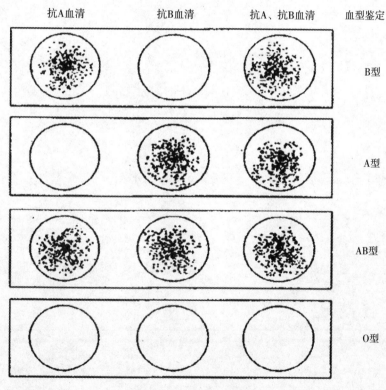

图 2-4　ABO 血型的鉴定

【注意事项】

用毛细滴管取血及牙签混匀标准血清和血液时，切勿混用。

【实验点评与临床联系】

对 ABO 血型的鉴定结果进行分析时，必须把握 ABO 血型的分型依据，明确不同血型人体内红细胞上 ABO 血型抗原和血清中抗体的分布情况。

如果一次失血超过全血量的 15%，机体将不能维持血压的正常水平，机体功能会出现障碍，将有生命危险。输血是最好的抢救措施。输血前要做交叉配血试验，检测 ABO 血型。同时还需进行 Rh 血型鉴定，确保输血安全。

【实验讨论】

1. 根据图 2 - 4，受试者的 ABO 血型属于哪一型？试述判断依据并分析受试者及其父母血型的基因型可能性。

2. 根据图 2 - 4，受试者能接受何种血型的血液？能输血给何种血型的人？为什么？

3. 无标准血清时，用已知 A 型或 B 型人的血能进行血型的粗略分析吗？为什么？

第三章　循环系统实验

　　循环系统包括心脏和血管，通过心脏推动血液在全身血管中周而复始地流动，实现营养物质和代谢产物的运输与交换、体液调节和防御等多种功能，维持内环境稳态。血压、心音和心电图是机体心血管功能的重要外在体现。本章实验分别从人体观察实验和动物急性实验来探讨心血管的功能、影响血压的因素，从而加深对循环系统功能的全面认识。

实验一　人体心脏听诊

【实验目的】

1. 学习人体心脏听诊方法，掌握人体心脏听诊的步骤和内容。
2. 熟悉正常人体心音的特点及听取要领。
3. 了解心音听诊的意义。

【实验原理】

　　心动周期中，心肌收缩和舒张、瓣膜启闭、血流冲击心室壁和大动脉壁形成湍流引起的机械振动，通过周围组织传播到胸壁。如用听诊器置于胸壁一定部位，所听到的声音称为心音。四套瓣膜各有其听诊部位，当某一瓣膜病变而产生杂音时，在该瓣膜听诊区听得最为清楚。

【实验对象】

　　人。

【实验材料】

　　听诊器。

【实验操作】

1. 受试者解开上衣，裸露前胸，取坐位。检查者坐在受试者对面。

2. 检查者将听诊器耳件塞入外耳道，耳件向前弯曲（弯曲方向与外耳道一致）。用右手拇指、食指和中指持听诊器胸件，紧贴受试者心尖搏动处，听取心音，并仔细鉴别第一心音（S$_1$）和第二心音（S$_2$）。

3. 心脏各瓣膜的听诊顺序　通常按心脏各瓣膜病变好发部位的顺序进行，即二尖瓣区→肺动脉瓣区→主动脉瓣区→三尖瓣区。无论何种顺序均应以不遗漏听诊区为准。

4. 心脏瓣膜听诊区　心脏瓣膜体表投影区的位置（解剖位置）与心脏听诊区的位置并不完全一致（图 3 -1）。

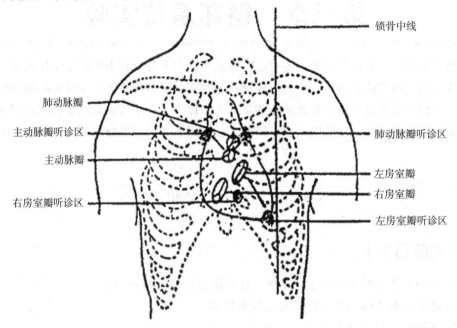

图 3 - 1　心脏各瓣膜位置投影及其听诊区

（1）左房室瓣听诊区（二尖瓣听诊区）：位于左锁骨中线与第五肋间交点内侧。

（2）右房室瓣听诊区（三尖瓣听诊区）：位于胸骨下部第四、五肋间或胸骨右缘。

（3）肺动脉瓣听诊区：位于第二肋间隙胸骨左缘。

（4）主动脉瓣听诊区：位于第二肋间隙胸骨右缘。

5. 鉴别 S$_1$ 和 S$_2$ 心音的组成及特点

（1）与心尖搏动同时听到的心音为 S$_1$，与桡动脉搏动同时听到的心音为 S$_2$。

（2）S$_1$：音调较低，频率为 40 ~ 60Hz，持续时间较长，历时约 0.14s。

（3）S$_2$：音调较高，频率为 50 ~ 100Hz，持续时间较短，历时约 0.08s。

【注意事项】

1. 听诊器的胸件应直接与胸壁皮肤紧贴，中间不要间隔任何物体（如衣服），胶管不要与任何物品或身体接触和碰撞。

2. 保持听诊环境安静。

3. 心脏听诊应在温暖的环境下进行，并且避免过凉的听诊器接触胸壁。冬天听诊，医生应将胸件用手焐暖后，再行听诊，避免因寒冷刺激引起肌肉收缩，影响听诊效果。

【实验点评与临床联系】

心音听取需要长期实践。正常心率是 60～100 次/分，刚开始练习听心音时，可找心率较慢、体态偏瘦的受试者听取。

在心脏与大血管病变时，心肌收缩力改变、心瓣膜口狭窄或关闭不全、心内血流速度变化等均可使心脏舒缩活动中振动幅度或频率发生明显变化，导致正常心音的强度或频率发生改变，产生心脏病理性杂音。这些变化有助于诊断心脏血管疾病，观察病情，推断疾病发生的病理生理，选择治疗方法，估计预后等。

【实验讨论】

1. 第一心音和第二心音的产生机制。
2. 第一心音和第二心音的主要区别。
3. 心脏听诊的注意事项。

实验二　人体动脉血压测定

【实验目的】

1. 熟悉血压计的结构和工作原理。
2. 学习人体动脉血压测定方法和原理，并能准确地测定人体肱动脉的收缩压和舒张压。

【实验原理】

动脉血压是血液对动脉管壁的侧压力。每个心动周期中，随着心脏的舒缩，动脉血压亦出现规律性的波动，而这种波动可用血压计和听诊器在上臂肱动脉处间接测定。心室收缩射血时，血压上升到最高值，为收缩压；心室舒张，动脉血压降到最低值，为舒张压。收缩压和舒张压的差值称为脉搏压。平均动脉压为心动周期中各瞬间动脉血压的平均值，更接近舒张压。动脉血压正常值见表 3－1。

表 3－1　动脉血压正常值（mmHg）

收缩压	舒张压	脉搏压	平均动脉压
90～140	60～90	30～40	70～103
		（收缩压－舒张压）	（舒张压＋1/3 脉压）

通常血液在血管内流动时并不产生声音，但流经血管狭窄处形成湍流时则可发出声音。测量血压时，将袖带缠绕于上臂，用橡皮球向袖带内打气加压，经皮肤施加于肱动脉壁上，当袖带内压力超过动脉内收缩压，肱动脉内血流被完全阻断，此时用听诊器在

受压的肱动脉远端听不到声音。而后旋动橡皮球处的放气螺丝徐徐放气减压，当袖带内压力低于肱动脉收缩压而高于舒张压时，血液将断续地流过受压血管，形成湍流而发出声音，可在被压的肱动脉远端听到该声音，此时血压计指示的压力相当于收缩压；继续放气，使外加压力等于舒张压时，血管内血流由断续变成连续，声音突然由强变弱或消失，此时血压计指示的压力为舒张压。

【实验对象】

人。

【实验材料】

水银血压计、听诊器。

【实验操作】

1. 熟悉血压计的结构及使用方法。

2. 测试准备

（1）受试者静坐 5min，脱去一侧衣袖。松开血压计橡皮球上的放气螺丝，排出袖带内残留气体，然后将放气螺丝旋紧。

（2）受试者前臂平放，手掌向上，前臂与心脏位置等高，将袖带缠于上臂，袖带下缘位于肘关节上 2~3cm 处（图 3-2）。

（3）检查者戴好听诊器，右手拇指、食指和中指持听诊器胸件，将其置于肘窝内侧肱动脉搏动处（图 3-2）。

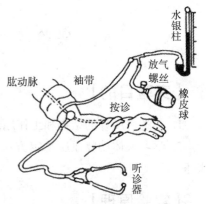

图 3-2　人体动脉血压测量方法示意图

【观察项目】

1. 测定收缩压　连续挤压橡皮球，向袖带充气，使水银柱缓慢上升，以达稍高于收缩压（预估）水平位置为止（但应以听不到声音为度）；继而缓慢放气使水银柱缓慢下降，当听到第一声"咚"的声音时的水银血压计的数值即为收缩压。

2. 测定舒张压　继续缓慢放气，随着放气能听到连续而有节奏的声音，当声音突然由强变弱甚至消失时，水银血压计的数值即为舒张压。

3. 计算脉搏压和平均动脉压　按表 3-1 公式进行计算。

【注意事项】

1. 先令受试者静坐 10~15min。

2. 动脉血压测定应在温暖而安静的环境下进行。寒冷时会导致机体小血管反射性收缩，使动脉血压向上浮动，从而影响动脉血压测定的准确度。环境嘈杂也会影响动脉血压测定的准确度。

3. 袖带卷缠松紧度适宜，以能插入两个手指为宜。

4. 测量时，袖带放气应匀速缓慢进行，否则，第一声和突变声都听不准确，将影响测定的准确度。

5. 动脉血压测定可连续进行 2 次，但必须间隔 3～5min。

6. 测定完毕必须做好善后工作，包括：将袖带内的气体放干净；旋紧橡皮球的放气螺丝；将血压计右倾 45°关闭血压计下方旋钮；将袖带和橡皮球缠好放入血压计铁盒内，关闭铁盒开关。

【实验点评与临床联系】

准确测量血压需要注意患者的体位、听诊器接头的松紧，放气太快或太慢都会影响血压测量结果，应保持 2～3mmHg/s；听诊器的胸件不应塞入袖带中；眼睛与水银柱顶端处于同一水平线上，以减少读数偏差。血压容易受环境、情绪、运动等多因素影响，临床诊断高血压时，必须多次测量血压，不能仅凭一次血压高于正常值就确诊，需随访观察。

动脉血压是人体健康状况的一个重要体征。血压降至正常范围以下为低血压，有生命危险。相反，血压高于正常范围为高血压，如果不及时治疗，将导致高血压性心脏病和脑出血等心脑血管疾病。目前我国采用正常血压（收缩压＜120mmHg 和舒张压＜80mmHg）、正常高值［收缩压 120～139mmHg 和（或）舒张压 80～89mmHg］和高血压［收缩压≥140mmHg 和（或）舒张压≥90mmHg］进行血压水平分类，适用于 18 岁以上任何年龄的成人。高血压根据病因还可以分为原发性高血压和继发性高血压。

【实验讨论】

1. 动脉血压的测定原理。
2. 动脉血压的概念及正常值。
3. 准确测定动脉血压的要领是什么？

实验三 人体体表心电图记录

【实验目的】

1. 学习人体体表心电图的记录方法。
2. 掌握正常人体体表心电图的基本波形及其生理意义。
3. 熟悉人体体表心电图的导联。

【实验原理】

每个心动周期中，由窦房结发出的一次兴奋，按一定的途径和时程，依次传向心房和心室，引起整个心脏的兴奋。将引导电极安置在人体的体表，所记录到的反映心脏综合电位变化的波形，称为体表心电图。人体体表心电图反映的是一次心动周期中整个心脏的生物电变化，因此，心电图上每一瞬间的电位数值，都是很多心肌细胞电活动的综合效应在体表的反映。心电图只反映心脏兴奋的产生、传导和恢复过程中的生物电变化，与心脏的机械舒缩活动并无直接关系。

【实验材料】

心电图机、体检床、75%酒精棉球、生理盐水棉球。

【实验操作】

1. 准备工作

（1）连接心电图机的线路，即电源线－心电图机－导联线。

（2）接通电源使心电图机预热 5min。

（3）嘱受试者平卧于体检床上，务使精神和全身肌肉充分放松，静卧 5min。

（4）安放电极。先将电极安放处以酒精棉球擦拭消毒，待挥发干燥后，于局部涂抹生理盐水，增加导电性能。随后按照以下方式安放电极和连接导联线：

左上肢（黄色电极导联线）、右上肢（红色电极导联线）、左下肢（绿色电极导联线）、右下肢（黑色电极导联线）导联探查电极分别安放在腕、踝关节以上附近。胸部导联的探查电极为 6 个，其安放部位如图 3－3。

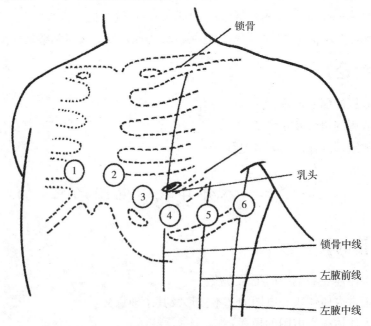

图 3－3　胸导联测量电极放置部位示意图

V_1：探查电极安放在胸骨右缘第四肋间。

V_2：探查电极安放在胸骨左缘第四肋间。

V_3：探查电极安放在 V_2 和 V_4 探查电极连线的中点。

V_4：探查电极安放在左锁骨中线与第五肋相交处。

V_5：探查电极安放在从 V_4 探查电极所作的水平线与左腋前线相交处。

V_6：探查电极安放在从 V_4 探查电极所作的水平线与左腋中线相交处。

2. 描记心电图

（1）定标：心电图记录纸上有由横线和纵线划出长和宽均为 1mm 的小方格。记录心电图时，首先调节仪器放大倍数，使输入 1mV 电压信号时，描笔在纵向上产生 10mm 偏移，即纵线上每一小格相当于 0.1mV 的电位差。横向小格表示时间，每一小格相当于 0.04s（走纸速度为 25mm/s）。

（2）检测：依照导联顺序（Ⅰ、Ⅱ、Ⅲ、aVR、aVL、aVF、V_1、V_2、V_3、V_4、V_5、V_6）按压心电图机上的按钮（或按键），便可在记录纸上记录出 12 导联的心电图。各导联在波形上有所不同，但基本上都包括一个 P 波，一个 QRS 波群和一个 T 波，有时在 T 波后还出现一个小的 U 波。通常每一导联至少要记录三组稳定的 P – QRS – T – U 波形（图 3 – 4）。

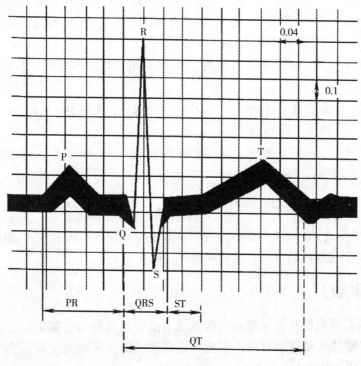

图 3 – 4 正常人典型心电图

【观察项目】

1. 观察心电图波形 用方规测量出心电图各波的电位数值和间隔的时间。正常典型心电图的波形及特点如下：

（1）P 波：波形小而圆钝，历时 0.08 ~ 0.11s，波幅不超过 0.25mV。

（2）PR 间期（或 PQ 间期）：从 P 波起点到 QRS 波起点之间的时程，历时

0.12～0.20s。

（3）QRS 波群：应包括三个紧密相连的电位波动：第一个向下的波为 Q 波，随后是高而尖峭向上的 R 波，最后是一个向下的 S 波。在不同导联中，这三个波不一定都出现，而且各波形状和波幅在不同导联中变化较大。正常 QRS 波群历时 0.06～0.10s。

（4）ST 段：从 QRS 波群终点到 T 波起点之间的与基线平齐的线段。

（5）T 波：方向通常与 QRS 波群的主波方向相同。波幅一般为 0.1～0.8mV，在 R 波较高的导联中 T 波波幅不应低于同导联 R 波波幅的 1/10。T 波历时 0.05～0.25s。

（6）QT 间期：从 QRS 波群的起点到 T 波终点之间的时程。QT 间期的长短与心率有依从性关系，心率越快，QT 间期越短。

（7）U 波：是 T 波后 0.02～0.04s 出现的一个低而宽的波。U 波方向一般与 T 波方向一致，波宽 0.1～0.38s，波幅大多在 0.05mV 以下。

2. 确定主导心律　根据心电图波形特征可确定主导心律。正常情况下，心脏的节律性兴奋是由窦房结引起的，即窦性心律。判定窦性心律的心电图特征是：

（1）窦性 P 波：正常窦性 P 波，除波形为锥形、顶端圆钝光滑等条件外，标准 Ⅱ 导联的 P 波（P_{II}）直立（波形向上），aVR 导联的 P 波（P_{aVR}）倒置（波形向下）。

（2）固定而正常的 PR 间期：历时 0.12～0.20s。

（3）PP 间期固定：正常窦性心律时，PP 间期可有轻度不规则，但 PP 间期之间的差别不应超过 0.12s。

（4）频率：正常窦性心律的频率为 60～100 次/分，大于 100 次/分称为窦性心动过速，小于 60 次/分称为窦性心动过缓。

3. 测定心率　测量两个相邻心动周期的 PP 间期（或 RR 间期）的时间，然后代入下式计算，求出心率：

$$心率（次/分）= \frac{60}{PP \text{ 间期（或 RR 间期）}}$$

若 PP 间期（或 RR 间期）的时间有明显差别（如窦性心律不齐），需连续量取 5 个 PP 间期（或 RR 间期）的时间，求其平均值，再代入上式。

【注意事项】

1. 受试者骨骼肌颤抖可导致心电图出现杂乱而不规则的毛刺状小波，肌颤产生的主要原因是室温过低和精神紧张。因此，心电图检测的环境温度应保持在 20℃ 以上，并嘱受试者身体和精神充分放松。

2. 呼吸不稳所致的心电图基线不稳。呼吸不稳（呼吸频率过快和深度过大）可导致基线漂移，影响心电图检测（特别是 ST 段）的准确性。对于精神紧张所致的呼吸不稳，可嘱受试者暂时屏住呼吸。

【实验点评与临床联系】

心电图的测量应特别注意走纸速度和定标，心电图纸上纵线每一小格相当于 0.1mV

的电位差，横向小格表示时间，每一小格相当于 0.04s（走纸速度为 25mm/s）。这是通常的标准，如果是动物心电实验，则根据测试动物的大小、心电的高低来定标，并要在心电结果上标明。

心电图是心脏兴奋的发生、传播及恢复过程的客观指标，在心脏基本功能及其病理研究方面，具有重要的参考价值，也可反映心肌受损的程度和发展过程及心房、心室的功能结构情况，在指导心脏手术进行及指示必要的药物处理上有参考意义。心电图可用于对各种心律失常、心室心房肥大、心肌梗死、心率变异、心肌缺血、电解质紊乱（对血钾不正常变化有快速直观的临床参考意义）等病症检查，可用于床边 24 小时监视病人心脏功能，是 ICU 病房危重病人监护的重要观察指标之一。

【实验讨论】

1. 正常典型心电图波形的特点及生理意义。
2. 窦性心律的心电图特征。
3. 通过心电图测定心率的方法。

实验四　家兔动脉血压的神经、体液调节

【实验目的】

1. 学习家兔动脉血压的直接测量法。
2. 观察影响动脉血压的神经、体液因素，加深对动脉血压的神经、体液调节的认识。

【实验原理】

心脏受交感神经和副交感神经支配。支配心脏的交感神经兴奋使心跳加快加强，传导加速，从而使心输出量增加，血压升高。支配心脏的副交感神经为迷走神经，兴奋时心率减慢，心脏收缩力减弱，传导速度减慢，从而使心输出量减少，血压降低。支配血管的自主神经绝大多数属于交感缩血管神经，兴奋时血管收缩，外周阻力增加，血压升高。同时由于容量血管收缩，促进静脉回流，心输出量亦增加。心血管中枢通过反射作用调节心血管的活动，改变心输出量和外周阻力，从而调节动脉血压。

心血管活动除受神经调节之外，还受体液因素调节，其中最重要的为肾上腺素和去甲肾上腺素。它们对心血管的作用既有共性，又有特殊性。肾上腺素对 α 受体与 β 受体均有激活作用，使心跳加快，收缩力加强，传导加快，心输出量增加。它对血管的作用取决于两种受体中哪一种占优势。去甲肾上腺素主要激活 α 受体，对 β 受体作用很小，因而使外周阻力增大，动脉血压升高。其对心脏的作用远较肾上腺素为弱。静脉内注入去甲肾上腺素时，血压升高，启动减压反射，可反射性地引起心跳减慢。

【实验对象】

家兔。

【实验材料】

试剂：20%氨基甲酸乙酯溶液（乌拉坦）、0.01%肾上腺素溶液、1%肝素钠生理盐水。

器材：生物信号采集处理系统、血压换能器、电子刺激器、保护电极、兔手术台、哺乳动物手术器械、动脉夹、动脉导管、支架、手术灯、三通管、注射器（1ml、20ml）、烧杯、纱布、丝线。

【实验操作】

1. 定制实验 打开计算机，启动生物信号采集处理系统，点击菜单"实验/实验项目"，按计算机提示逐步进入"家兔动脉血压的神经、体液调节"的实验项目。

2. 准备检压系统 将动脉导管和血压换能器相连，以1%肝素钠生理盐水充灌心导管和血压换能器，去除其中的气泡。将血压换能器与生物信号采集处理系统连接。

3. 手术操作

（1）麻醉和固定：称重后，将20%氨基甲酸乙酯溶液按5ml/kg体重从家兔耳缘静脉缓慢注入麻醉，然后将家兔仰卧固定于手术台上。

（2）备皮剪毛。

（3）颈动脉分离。

（4）分离两侧迷走神经和减压神经。

（5）颈总动脉插管：将充满1%肝素钠生理盐水的动脉导管从左侧颈总动脉切口向心脏方向插入颈总动脉，直至动脉夹处。立即用备用线将动脉导管连同颈总动脉一起扎紧，并将动脉导管固定于邻旁的组织上，以防脱落。移去动脉夹，即可看到显示器荧屏上显示出波形变化，即压力波动。

【观察项目】

1. 观察并记录家兔正常动脉血压曲线 家兔动脉血压曲线可见三级波动：

（1）动脉血压一级波（心脏搏动波）：心室收缩与舒张所引起的血压波动，与心搏的节律和频率一致。

（2）动脉血压二级波（呼吸波）：呼吸所引起的血压波动，与呼吸周期和节律一致。

（3）动脉血压三级波：与血管运动中枢紧张性活动周期性改变有关（有时不出现）。

2. 夹闭颈总动脉 用动脉夹夹闭右颈总动脉10s，观察并记录家兔动脉血压变化曲线。

3. **压迫颈动脉窦**　观察并记录血压的变化曲线。

4. **刺激减压神经**　用保护电极以适当的频率和强度刺激右侧减压神经，观察并记录家兔动脉血压变化曲线；稍后将右侧减压神经结扎、剪断，并以相同的频率和强度分别刺激右侧减压神经的近头端和近心端，观察家兔动脉血压变化曲线。

5. **刺激迷走神经**　用保护电极以适当的频率和强度刺激右侧迷走神经，观察并记录家兔动脉血压变化曲线；稍后将右侧迷走神经结扎、剪断，并以相同的频率和强度分别刺激右侧迷走神经的近头端和近心端，观察家兔动脉血压变化曲线。

6. **注射肾上腺素**　家兔耳缘静脉注射 0.01% 肾上腺素溶液 0.3ml，观察家兔动脉血压变化曲线。

7. **刺激内脏大神经**　分离内脏大神经，以保护电极将神经钩起，采用适当的频率和强度刺激，观察家兔动脉血压变化曲线。

【注意事项】

1. 整个实验手术过程，必须注意动作要轻巧，避免损伤神经和血管。

2. 每一个实验项目都应在稳定的基础动脉血压水平上进行，即下一次实验应在上一次实验所导致的动脉血压改变恢复到基础水平之后才能进行，以免结果不准。

【实验点评与临床联系】

动脉血压受神经体液因素调节。神经调节是机体功能最重要的调节机制，其基本方式是反射，反射的结构基础是反射弧。动脉血压的神经调节中最重要的反射活动是颈动脉窦和主动脉弓压力感受器反射。在对观察项目 2~5 进行分析时，需要清楚窦弓反射的反射弧，并标明颈动脉窦、迷走神经和减压神经分别位于该反射弧的哪个部位，是传入神经还是传出神经。

内脏大神经属于交感神经。交感神经兴奋，肾上腺髓质激素释放，通过肾上腺素和去甲肾上腺素发挥作用，使血压升高。

肾上腺素作为强心药对心血管系统的作用与去甲肾上腺素有所区别，它与不同肾上腺素能受体结合后，引起心脏和血管的不同效应，心缩力增强，血压升高，在临床上主要应用于心脏骤停的抢救中。而去甲肾上腺素作为升压药主要通过收缩血管，使血管外周阻力升高，达到升高血压的目的，在临床上应用于治疗急性心肌梗死、体外循环、嗜铬细胞瘤切除等引起的低血压；对血容量不足所致的休克或低血压，去甲肾上腺素可作为补充血容量的辅助治疗。

【实验讨论】

1. 夹闭颈总动脉家兔动脉血压改变的机制是什么？

2. 压迫颈动脉窦对家兔动脉血压有何影响？为什么？

3. 分别刺激减压神经、迷走神经的近头端和近心端家兔动脉血压如何改变？为什么？

4. 肾上腺素和去甲肾上腺素对家兔动脉血压的影响有何不同？为什么？
5. 刺激内脏大神经引起家兔动脉血压改变的机制是什么？

实验五　急性失血性休克及治疗

【实验目的】

观察失血性休克后微循环的变化，同时观察血压和呼吸的变化，加深对失血性休克病理生理变化的认识。

【实验原理】

失血导致血容量减少，是休克常见的病因。一般而言，血量锐减（如肝脏、脾脏破裂，胃、十二指肠溃疡出血）超过总血量的20%时，极易导致急性循环障碍、组织有效血液灌流量不足，发生休克。依据经典的微循环理论，休克的发生、发展要经过三个时期，即微循环缺血期、微循环淤血期、微循环衰竭期，但依失血程度及失血快慢的不同，各期持续时间、病理生理改变和临床表现均有所不同。

【实验对象】

家兔。

【实验材料】

试剂：20%氨基甲酸乙酯溶液、1%肝素钠溶液、生理盐水。
器材：生物信号采集系统、压力换能器、立体显微镜、微循环灌流装置、输液装置、哺乳动物手术器械。

【实验操作】

1. 麻醉　家兔称重，耳缘静脉注射20%氨基甲酸乙酯溶液5ml/kg麻醉，仰卧固定于手术台上。

2. 手术　剪去颈部被毛，分离颈静脉和颈总动脉，插动脉插管，连接压力换能器，用以描记血压。剪去腹股沟内侧被毛，做长度约为5cm的切口，分离股动脉并插管，用以放血。在腹部左侧距中线5cm处剪毛，做长度约为6cm的纵向切口，打开腹腔，以备观察小肠襻微循环。

3. 将小肠襻置于微循环观察盒内。

【观察项目】

1. 从股动脉放血，至血压下降到40mmHg（5.33kPa）时停止放血，观察肠微循环的变化，包括微循环血管的形态、颜色、大小、分支以及血流速度、方向、流态，并记录血压。

2. 颈静脉输入生理盐水，观察微循环及血压的变化。

【注意事项】

1. 插管所用的塑料管均应肝素化，以防止凝血。

2. 微循环观察，将肠系膜放置在灌流盒的凸形平台上，用固定板压住肠管，盒内注入的生理盐水与平台相齐为好。

3. 调整显微镜光源使之汇聚在平台上，观察更清楚。

【实验点评与临床联系】

休克是各种强烈致病因素作用于机体，使循环功能急剧减退，组织器官微循环灌流严重不足，以至重要生命器官机能、代谢严重障碍的危重病理过程。休克对机体的影响是全方位的，多种原因可导致休克。本实验通过放血使家兔收缩压降为 40mmHg（5.33kPa，正常为 110mmHg，合 15kPa）时，相当于中、重度休克。

本实验失血性休克发生时微循环的观察主要应着眼于血流动力学的改变，包括血流速度（表述为线流、线粒流、粒线流、粒流、停滞等）、流态（如摆动、絮状、缗钱状），其他如栓塞、出血等。在一个显微镜视野下，一般不可能全部观察到上述现象，需实验小组间交叉观察或改换肠系膜观察；另外，由于毛细血管交替开放，在生理条件下血流也可能处于停滞状态；放血同时，动态观察微循环改变最佳。

中、重度休克出现后，出现毛细血管开放数目减少、血流缓慢和红细胞聚集等现象，与交感神经－肾上腺髓质兴奋、血流量重新分布等因素有关。中度休克时，由于外周血管扩张、血流动力学改变、心输出量减少将导致血压下降，可通过交感神经的调节使心率和呼吸加快。而重度休克时由于心、肺功能受到抑制，将出现心率减慢、呼吸困难等反应。

对失血性休克的治疗，首先强调的是止血、补充血容量，以增加有效循环血量和心输出量，改善组织灌流；其次再根据休克的不同发展阶段应用相应药物。

【实验讨论】

失血性休克的主要病理变化及其机制是什么？

实验六　传出神经系统药物对家兔动脉血压的影响

【实验目的】

观察、分析传出神经系统药物对家兔血压的影响。

【实验原理】

心脏受交感神经和副交感神经支配。支配心脏的交感神经兴奋释放去甲肾上腺素，

和心肌细胞膜上的 β_1 受体结合,心跳加强,心输出量增加,血压升高。支配心脏的副交感神经为迷走神经,兴奋时释放乙酰胆碱,和心肌细胞膜的 M 受体结合,导致心率减慢,心输出量减少,血压降低。支配血管的自主神经绝大多数属于交感缩血管神经,兴奋时和血管平滑肌上 α 受体结合,血管收缩,外周阻力增大。传出神经药物包括肾上腺素能受体激动剂和拮抗剂、胆碱能受体的激动剂与拮抗剂,分别作用于心脏和血管平滑肌上相应的受体,产生不同的心血管效应,引起血压、心率发生相应的变化。

【实验动物】

家兔。

【实验材料】

试剂:生理盐水、20%氨基甲酸乙酯溶液、1%肝素钠溶液、0.01%乙酰胆碱溶液、1%硫酸阿托品溶液、0.01%肾上腺素溶液、0.01%去甲肾上腺素溶液、0.005%异丙肾上腺素溶液、2.5%酚妥拉明溶液、0.01%普萘洛尔溶液。

器材:哺乳动物手术器械、气管插管、动脉插管、静脉插管、输液吊瓶、注射器(1ml)、生物信号采集系统、纱布、棉线。

【实验操作】

1. **麻醉并固定**　家兔1只,称重,耳缘静脉注射20%氨基甲酸乙酯溶液 5ml/kg 麻醉,仰卧固定于手术台上。

2. **手术**　剪去颈部被毛,分离颈总动脉,插动脉插管,连接压力换能器描记血压。在右侧耻骨下股三角内,用手触得股动脉搏动处,剪去被毛,纵行切开皮肤约4cm,分离出股静脉,下面穿两根线,一根线结扎股静脉的远心端,剪断股静脉,将静脉插管插入股静脉近心端,以另一根线结扎固定,并推入 2~3ml 生理盐水,以检查静脉是否通畅,有无漏液。

3. **给药**　先描记一段正常血压,然后依次由股静脉注射实验药物,每次给药后立即由股静脉插管内推入2ml 生理盐水,观察血压变化。

【观察项目】

按照以下顺序给药,观察血压的变化。每种药物剂量为 0.1ml/kg。

(1) 肾上腺素→去甲肾上腺素→异丙肾上腺素→酚妥拉明,5min 后再次给予肾上腺素→去甲肾上腺素→异丙肾上腺素。

(2) 肾上腺素→去甲肾上腺素→异丙肾上腺素→普萘洛尔,5min 后再次给予肾上腺素→去甲肾上腺素→异丙肾上腺素。

(3) 乙酰胆碱→阿托品→乙酰胆碱。

【注意事项】

每次给药后,待血压稳定后再给另外一种药物。

【实验点评与临床联系】

去甲肾上腺素是 α 受体激动剂，肾上腺素是 α、β 受体激动剂，异丙肾上腺素为 β 受体激动剂，阿托品为 M 受体的阻断剂，酚妥拉明为 α 受体阻断剂，普萘洛尔为 β 受体阻断剂。药物剂量可因动物的个体差异而有所不同，实验时宜从小剂量开始摸索确定。

治疗高血压的一线药物有利尿剂、β 受体阻断剂、血管紧张素转换酶抑制剂（ACEI）、血管紧张素 II 受体拮抗剂（ARB）、α 受体阻断剂、钙拮抗剂几种，其中 β 受体阻断剂可抑制儿茶酚胺类递质与 β 受体结合，进而使心肌收缩力减弱，心输出量减少而降压，α 受体阻断剂则阻断血管平滑肌的 α 受体，使血管舒张而降压。

实验四、五、六既可作为单项的验证性实验，也可进行组合，以生理 - 病理 - 药理为主线，由学生自行设计实验，以培养学生解决问题的能力。

【实验讨论】

分析实验药物调控血压的作用机制。

第四章 呼吸系统实验

呼吸系统的主要功能是气体交换，维持血中氧和二氧化碳的正常水平，这是维持机体新陈代谢必需的基本生理过程。正常的呼吸运动，有赖于胸膜腔内压、肺内压随胸廓的运动而变化，有赖于体内中枢或外周化学感受器反射性的调控。本章将从影响呼吸运动的因素、胸膜腔内压的维持以及肺水肿和哮喘的产生与治疗等方面来探讨呼吸功能的调控因素，分析其作用机制。

实验一 家兔呼吸运动的调节

【实验目的】

通过记录家兔呼吸运动曲线，观察影响呼吸运动的因素。

【实验原理】

呼吸运动是呼吸中枢节律性活动的反映。随着机体代谢的需要，呼吸运动产生适应性的变化，从而维持血中氧和二氧化碳的正常水平。体内外各种刺激可以作用于中枢或通过不同的感受器反射性地影响呼吸运动。

【实验动物】

家兔。

【实验材料】

试剂：生理盐水、20%氨基甲酸乙酯溶液、3%乳酸溶液。

器材：生物信号采集处理系统、张力换能器、保护电极、二氧化碳气囊、哺乳类动物手术器械、兔手术台、手术灯、气管插管、注射器（20ml、5ml）、50cm长的橡胶管、纱布及线等。

【实验操作】

1. **麻醉与固定** 称重后，以20%氨基甲酸乙酯溶液按5ml/kg体重从家兔耳缘静脉缓慢注入麻醉，然后将家兔仰卧固定于手术台上。

2. **颈部手术**　颈部剪毛，于颈部正中纵向切开皮肤5~7cm，钝性分离肌肉组织，暴露气管并分离气管，在第3~4气管环之间切开气管，作一倒"T"形切口，气管插管并固定。分离两侧迷走神经并穿线备用。手术完毕后用温生理盐水纱布覆盖手术伤口部位。

3. **胸腹部手术**　胸腹部剪毛，切开胸骨下端剑突部位的皮肤，并沿腹白线切开10cm左右，打开腹腔，推开腹腔内容物，暴露膈肌。将连接换能器的小钩钩在膈肌上，注意不要扎穿膈肌。换能器的另一端与生物信号采集处理系统连接。

4. **定制实验**　记录呼吸运动曲线。

（1）打开计算机，启动生物信号采集处理系统，点击菜单"实验/实验项目"，按计算机提示逐步进入"呼吸运动"的实验项目。

（2）记录家兔呼吸运动曲线，观察呼吸运动的节律、频率和呼吸运动曲线幅度。

【观察项目】

1. **描记正常呼吸运动曲线**　描记正常呼吸运动曲线作为对照，认清曲线和呼吸运动的关系。

2. **增加吸入气中二氧化碳浓度**　将装有二氧化碳气的气囊管口对准气管插管的另一侧开口，控制放气，观察高浓度二氧化碳对呼吸运动的影响。

3. **低氧**　夹闭气管，观察低氧对呼吸运动的影响。

4. **增大无效腔**　将一根长约50cm的橡胶管连接在气管插管的一侧管口上，观察呼吸运动的变化。

5. **增加血液酸度**　由耳缘静脉注入3%的乳酸0.3~0.5ml，观察呼吸运动的变化。

6. **剪断迷走神经**　描记一段对照呼吸曲线，先剪断一侧迷走神经，观察呼吸运动有何变化；再剪断另一侧迷走神经，观察呼吸运动的变化。

【注意事项】

1. 剪开气管进行气管插管时，注意止血，气管内要清理干净。

2. 耳缘静脉注射乳酸时，要选择静脉的远端。注意不要刺破静脉，以免乳酸外漏，引起动物躁动。

3. 实验过程中要注意实验观察项目前后的可比性。每一项观察出现效应后应立即停止，时间不宜过长。

【实验点评与临床联系】

CO_2分压升高、H^+浓度升高和O_2分压降低均使呼吸加深加快，它们对呼吸的影响是通过中枢化学感受器和（或）外周化学感受器来实现的，但不同因素的作用途径又有所区别，在分析实验结果时要分别加以说明。另外，三个因素之间的相互作用使CO_2的效应大为增加，在体内CO_2是对呼吸刺激作用最强的因素。

临床上常用血气分析来检测血中的 CO_2、H^+（pH 值）和 O_2 的含量变化，以了解肺通气与肺换气的功能，反映体内酸碱平衡的状态。

【实验讨论】

1. 低氧、二氧化碳和乳酸增多对呼吸运动有何影响？其作用途径有何不同？
2. 迷走神经在节律性呼吸运动中起什么作用？

实验二　家兔胸膜腔内压的测定

【实验目的】

观察胸内负压值及其在呼吸运动时的周期性变化。

【实验原理】

胸膜腔是胸壁与肺之间密闭的腔室，胸膜腔内压力低于大气压，称为胸内负压。胸内负压随着呼吸运动而发生变化，其数值大小可由水检压计内水柱高度差显示出来。

【实验动物】

家兔。

【实验材料】

连有长胶管的水检压计（胶管另一端连粗注射针头）。

【实验操作】

1. 麻醉并固定动物　称重后，20% 氨基甲酸乙酯溶液按 5ml/kg 体重从耳缘静脉缓慢注入麻醉，然后将家兔仰卧固定于手术台上，剪去兔右胸侧的毛。

2. 检查注射针头是否通畅，连接胶管是否漏气。在右腋前线第 4 或第 5 肋骨上缘将注射针头垂直刺入胸膜腔内，如检压计的水柱液面随呼吸运动而上下移动，表示针头已插入胸膜腔内，分别记录平静呼吸时吸气末与呼气末 U 形管两侧水柱的高度差。

【观察项目】

观察胸膜腔负压。

【注意事项】

防止针头插入过深或过猛而伤及肺组织。若针头刺入胸壁过深，而水柱未见波动，将针头转动一下，仍无效时，退出确认针头是否出现堵塞。

【实验点评与临床联系】

实验过程中观察到平静呼吸时，胸膜腔内压始终低于大气压。要对该现象进行分析，首先要了解脏壁两层胸膜构成了一个密闭的胸膜腔结构，并且明确胸膜腔内压的形成原因。

任何原因使胸膜破损，导致空气进入胸膜腔，造成胸腔积气和肺萎陷，称为气胸。气胸根据产生的原因主要分为外伤性、医源性、自发性几种类型，按病理生理变化又分为闭合性（单纯性）、开放性（交通性）和张力性（高压性）三类。气胸必须迅速处理，否则可因肺脏萎缩和纵隔受压移位而发生急性进行性呼吸、循环功能衰竭，导致死亡。X 线检查是诊断气胸的重要方法。

【实验讨论】

1. 平静呼吸时，为什么胸膜腔内压始终低于大气压？
2. 由于贯通伤而造成气胸时，患者呼吸会有何变化？为什么？

实验三　肺水肿

【实验目的】

通过给家兔注射肾上腺素产生急性肺水肿模型，观察由于肺血容量增多导致肺水肿的表现。

【实验原理】

短时间内、大量地给予肾上腺素，一方面和 β_1 受体结合，使心肌收缩力增强，心输出量增多，血压升高；另一方面肾上腺素和腹腔内脏及外周小动脉和毛细血管前括约肌的 α 受体结合，使血管收缩、血量重新分布。综合效应表现为体循环血管强烈收缩，回心血量过量增加，血液由体循环大量转入肺循环使肺血容量急剧增多，血压急剧增高，并致肺微血管内皮受损，微血管通透性增加，导致混合性急性肺水肿发生。

【实验动物】

家兔。

【实验材料】

哺乳动物手术器械、0.1% 肾上腺素、注射器。

【实验操作】

1. 麻醉并固定动物　称重后，以 20% 氨基甲酸乙酯溶液按 5ml/kg 体重从耳缘静脉缓慢注入麻醉，然后将家兔仰卧固定于手术台上。

2. 从耳缘静脉缓慢注射 0.1% 肾上腺素 1ml。

【观察项目】

1. 观察动物的呼吸频率、深度及全身情况的变化，若动物无反应，15min 后追加 0.1% 肾上腺素 1ml 并记录兔死亡时间。

2. 若 30min 后动物仍未死亡，处死动物。剪开胸腔，剥离气管，用线扎紧气管。然后在结扎处上方剪断气管取出肺，观察肺有何病理变化；再剪开气管观察有无泡沫状液体流出。

【注意事项】

1. 实验前动物应正常，无喘息和气促。
2. 剖取肺脏时，小心操作，防止肺表面损伤引起水肿液外流。

【实验点评与临床联系】

实验前可适当从耳缘静脉推注生理盐水 100ml，保证家兔的血容量充足。注射肾上腺素时，会观察到家兔呼吸和心率加快，有时口鼻中会流出粉红色泡沫样液体。取出肺脏可以看到比正常的肺体积大，肺内水肿液明显增多。

肺水肿指过多液体积聚在肺间质或溢入肺泡腔内的病理状态，根据其主要发生机制可分为压力性肺水肿、通透性肺水肿、混合性肺水肿三类。压力性肺水肿主要是由于有效滤过压增高所致，通透性肺水肿则是因为微血管壁通透性增加，混合性肺水肿的发生与有效滤过压增高和微血管壁通透性增加均有关。

实验一、二、三既可作为单项的验证性实验，也可进行组合，帮助学生理解生理调控与病理变化之间的联系。

【实验讨论】

肺水肿的发生与哪些因素有关？

实验四　药物的平喘作用

【实验目的】

观察药物对气管收缩剂的拮抗作用。

【实验原理】

哮喘是一种以呼吸道炎症和呼吸道高反应性为特征的疾病，其发病机制包括呼吸道炎症、支气管平滑肌痉挛性收缩、支气管黏膜充血水肿与呼吸道腺体分泌亢进等多个环节。组胺为各种组胺受体特异而强大的兴奋剂，给豚鼠等动物吸入时可引起支气管痉挛性哮喘。异丙肾上腺素、肾上腺素通过兴奋 β 受体，抑制支气管平滑肌收缩，氨茶碱可促进内源性儿茶酚胺类物质释放等机制缓解哮喘。

【实验动物】

豚鼠。

【实验材料】

药物：生理盐水、0.4%磷酸组胺溶液、12.5%氨茶碱溶液、1.25%异丙肾上腺素溶液、0.1%肾上腺素注射液。

器材：药物喷雾装置、注射器（1ml）。

【实验操作】

1. **动物筛选**　取 150～200g 豚鼠，放入约 4L 的玻璃喷雾箱内，以 400mmHg 的恒压喷入 0.4%磷酸组胺溶液 8～15s，密切注意豚鼠反应，如见抽搐跌倒，应立即将其取出，以免死亡，并记录引喘潜伏期（从喷雾开始到跌倒的时间）。正常豚鼠引喘潜伏期不超过 150s，大于 150s 可认为该豚鼠不敏感，不予选用。

2. **注射药物**　实验次日取经过预选的豚鼠 4 只，分别腹腔注射 12.5%氨茶碱 0.1ml/100g（125mg/kg）、异丙肾上腺素 0.1ml/100g（12.5mg/kg）、肾上腺素 0.1ml/100g（1mg/kg）、生理盐水 0.1ml/100g。

【观察项目】

记录注射药物 30min 后其引喘潜伏期。

【注意事项】

各鼠每天只能测引喘潜伏期一次，如一天内测多次会影响实验结果。

【实验点评与临床联系】

氨茶碱和肾上腺素、异丙肾上腺素均可以治疗哮喘，但作用机制不同，其临床应用也有区别。β 受体分为 β_1 和 β_2 受体，其分布部位不同，因此要考虑在抑制哮喘的同时，对心脏功能的影响。具有刺激性的药物如果腹腔注射，因疼痛可能抑制呼吸，使组胺的吸入量减少，造成潜伏期延长的假阳性，在分析实验结果时，这些因素必须加以考虑。

哮喘的发病率日益增加，临床上治疗哮喘的药物主要有糖皮质激素、β_2 受体激动剂、茶碱类、抗胆碱药物及白三烯受体拮抗剂等。

【实验讨论】

异丙肾上腺素、肾上腺素和氨茶碱的平喘作用机制是什么？

第五章　消化系统实验

消化系统的生理功能是对食物进行消化和吸收，为机体新陈代谢提供物质和能量的来源。胃运动的功能是存纳食物并推送食物向远端行进。消化道主要由平滑肌组成，它具有肌肉的共性，还有其自身的特点。本章通过观察神经调节、递质与受体的结合以及针刺足三里来加深对消化道平滑肌生理特性的认识。

实验一　家兔胃运动的观察

【实验目的】

学习通过家兔食管、胃插管技术描记家兔胃运动曲线方法，观察神经、体液因素及针刺对胃运动的影响。

【实验原理】

消化道平滑肌具有自动节律性收缩的特性。离体后，只要置入适宜的环境中，平滑肌仍能进行节律性收缩活动，但节律缓慢而不稳定。消化道平滑肌对电刺激不敏感，而对机械牵张、温度变化和化学刺激敏感。

【实验动物】

家兔。

【实验材料】

试剂：20% 氨基甲酸乙酯、0.01% 乙酰胆碱、0.01% 肾上腺素、阿托品、生理盐水。

器材：生物信号采集处理系统、刺激保护电极、压力换能器、哺乳动物手术器械、兔手术台、支架、手术灯、注射器（1ml、20ml）、导尿管、纱布、丝线及 3~6cm 针灸针等。

【实验操作】

1. 一般手术操作

（1）麻醉和固定：称重后，以20%氨基甲酸乙酯溶液按5ml/kg体重从家兔耳缘静脉缓慢注入麻醉，然后将家兔仰卧固定于手术台上。

（2）分离颈部两侧交感神经和迷走神经，穿线备用。

2. 准备

（1）胃内插管：将前端缚有小橡皮囊的导尿管由口腔经食管插入胃内。一般家兔插入20cm左右。

（2）连接压力换能器：将胃内插管连到压力换能器上（套管内不充灌生理盐水），由打气球从调节侧管打入气体，使囊内压力上升到1kPa左右，夹住打气的调节侧管。

3. 记录胃运动曲线 将胃内插管的压力换能器接到生物信号采集处理系统，记录胃运动曲线。

4. 定制实验

（1）打开计算机，启动生物信号采集处理系统，点击菜单"实验/实验项目"，按计算机提示进入"消化道平滑肌活动"的实验项目。

（2）观察和描记胃运动曲线。

【观察项目】

1. 描记正常胃运动曲线 描记正常胃运动曲线作为基础对照。

2. 针刺足三里穴 足三里穴在家兔胫前结节下1cm，向外0.5cm处。针刺足三里穴，留针15min，并经常捻转。记录、观察针刺足三里穴对胃运动曲线的影响。

3. 电刺激左侧迷走神经 记录、观察电刺激左侧迷走神经对胃运动曲线的影响。

4. 电刺激左侧交感神经 记录、观察电刺激左侧交感神经对胃运动曲线的影响。

5. 注射乙酰胆碱 由耳缘静脉注射0.01%乙酰胆碱0.5ml，记录、观察注射乙酰胆碱对胃运动曲线的影响。

6. 注射肾上腺素 由耳缘静脉注射0.01%肾上腺素0.3ml，记录、观察注射肾上腺素对胃运动曲线的影响。

7. 注射阿托品 先刺激迷走神经，胃运动明显增强时，从耳缘静脉注射阿托品0.5~1.0mg，记录、观察注射阿托品对胃运动曲线的影响。再重复实验3、4，并记录、观察此时电刺激左侧迷走神经及交感神经和注射乙酰胆碱对胃运动曲线的影响。

【注意事项】

1. 动物麻醉宜浅，可用低于20%氨基甲酸乙酯5ml/kg体重的剂量进行麻醉。

2. 胃内插管时，防止插管插入气管。

3. 每一项实验结束，待胃运动曲线恢复正常后，再进行下一项实验。

【实验点评与临床联系】

消化道平滑肌的电生理特性与一般特性都与骨骼肌不同，这与它们所处的环境和功能有关。消化道平滑肌对电刺激不敏感，而对化学、机械牵张及温度刺激敏感，微量的乙酰胆碱能使其发生强烈收缩，而肾上腺素可以使它们舒张。

消化道平滑肌接受自主神经中交感神经和副交感神经的双重支配，二者的递质、受体以及对消化道平滑肌运动的影响不同。通过对实验现象的观察，可很好地理解自主神经的作用。

胃痉挛就是胃平滑肌突然收缩引起胃绞痛，有时伴呕吐等症状，本病多由饮食不当、气候变化、肠道寄生虫毒素的刺激等导致。这几种诱因都可能导致副交感神经兴奋，释放 ACh，与胃肠平滑肌的 M 受体结合，使肠胃的平滑肌痉挛，从而引起腹痛。治疗可用 M 受体阻断剂阿托品。

【实验讨论】

1. 刺激迷走神经对胃运动曲线有何影响？简述其作用机制。
2. 刺激交感神经对胃运动曲线有何影响？简述其作用机制。
3. 注射乙酰胆碱、阿托品和肾上腺素对胃运动曲线各有何影响？简述其作用机制。

实验二 胃复安对胃肠运动的影响

【实验目的】

观察胃复安（甲氧氯普胺）对胃肠运动的影响。

【实验原理】

胃复安是多巴胺受体阻断药，具有中枢性镇吐和胃肠道兴奋作用，促进胃排空。

【实验动物】

小鼠。

【实验材料】

试剂：胃复安混悬液（1mg/ml）、羧甲基纤维素钠（CMC）。
器材：台式天平、注射器（1ml）、小鼠灌胃针、手术器械、直尺（30cm）、滤纸。

【实验操作】

1. 半固体糊的制备 将 16g 奶粉、8g 糖、10g 小鼠饲料粉（过 75 目筛）和 0.5g 伊文思蓝加至 250ml CMC（5%）中，充分搅拌混匀，至成 1g/ml 的蓝色半固体糊状物，

4℃冰箱保存。实验时放至室温待用。

2. 取禁食不禁水 18 小时小鼠 2 只，称重标号后，一只灌胃胃复安混悬液 0.2ml/10g（20mg/kg），另一只灌胃等容量净水，40min 后 2 只小鼠均灌胃给予半固体糊 0.8ml/只。

【观察项目】

15min 后脱颈椎处死小鼠，迅速剖开腹腔，用丝线结扎小鼠幽门、贲门，取出胃。剥离周围组织，称取全胃重量，然后沿胃大弯剪开胃，洗净胃内容物，用滤纸吸干水分后，称取胃净重。另将自十二指肠至回盲瓣的全部小肠取出，量取小肠全长和推进距离。按下式计算胃排空率和小肠推进率。

$$胃排空率（\%）= \frac{0.8-（胃全重-胃净重）}{0.8} \times 100\%$$

$$小肠推进率（\%）= \frac{推进距离}{小肠全长} \times 100\%$$

【注意事项】

1. 用于实验的小鼠胃内必须完全无内容物，可将小鼠置于底部网格稀疏的鼠笼内禁食，时间一般在 18 小时。

2. 灌胃半固体糊后处死动物的时间需严格控制，否则直接影响结果。

【实验点评与临床联系】

胃运动是胃消化的重要部分，通过胃运动，食物与消化液充分混合，以适当的速率向十二指肠推进。禁食不完全，残留食物存于胃和小肠，影响胃排空和小肠推进速度。

胃复安作为镇吐药，一方面作用于延髓催吐化学感受区（CTZ）中多巴胺受体，产生强大的中枢性镇吐效应；另一方面通过加速胃排空抑制呕吐。在临床上用来治疗各种病因所致恶心、呕吐、嗳气、消化不良、胃部胀满、胃酸过多等症状以及反流性食管炎、胆汁反流性胃炎、功能性胃滞留、胃下垂等疾病。

【实验讨论】

胃复安影响胃肠运动的机制是什么？

第六章　泌尿系统实验

肾的主要功能是生成尿液，通过泌尿对机体水、电解质、酸碱平衡起调控作用。尿液的生成有三个步骤：肾小球的滤过、肾小管和集合管的重吸收以及肾小管和集合管的分泌与排泄。凡是能影响上述环节的神经、体液因素以及药物或物理作用均可影响终尿的生成。抗利尿激素和醛固酮是调节肾小管和集合管对水和钠重吸收的主要激素。本章实验从影响尿生成的因素和肾功能的改变两方面加强对肾是最重要的排泄器官的认识。

实验一　影响尿生成的因素

【实验目的】

学习家兔膀胱插管以及收集尿液的方法；观察体液因素对尿液生成的影响，加深对尿液生成及调控作用的认识。

【实验原理】

肾脏通过肾小球的滤过、肾小管和集合管的重吸收功能、肾小管和集合管的分泌与排泄三个方面的联合协同作用生成尿液。在尿液生成的过程中，许多因素都会通过对以上三个环节的影响，而影响尿量、尿的成分及理化特性。

【实验对象】

家兔。

【实验材料】

试剂：20%氨基甲酸乙酯溶液、0.1%肝素钠溶液、25%葡萄糖溶液、0.01%去甲肾上腺素溶液、1%速尿（呋塞米）、垂体后叶素（6U/ml）。

器材：兔手术台、哺乳动物手术器械、动脉夹、动脉导管、支架、手术灯、三通管、膀胱漏斗、注射器（2ml、20ml）、烧杯、纱布、丝线。

【实验操作】

1. **麻醉和固定**　称重后，以20%氨基甲酸乙酯溶液按5ml/kg体重从耳缘静脉缓慢注入麻醉，然后将家兔仰位固定于手术台上。

2. **颈部手术**　颈部剪毛，分离颈动脉，插管。

3. **下腹部手术**　在耻骨联合之上沿正中线剪长约 5cm 的切口，找到膀胱剪开，插入膀胱漏斗后结扎固定，使膀胱漏斗正好对准输尿管在膀胱的入口处。用温生理盐水纱布覆盖腹部创口，保持腹腔内的温度。

4. **收集尿液**　按常规方法收集尿液。

【观察项目】

1. **记录动脉血压曲线和尿量**　记录家兔动脉血压曲线和尿量（滴/分）变化，作为基础对照。

2. **注射生理盐水**　经兔耳缘静脉迅速注射 37℃生理盐水 20ml，记录尿量变化。

3. **注射去甲肾上腺素**　经兔耳缘静脉注射 0.01% 去甲肾上腺素 0.3ml，记录尿量变化。

4. **注射 25% 葡萄糖溶液**　经家兔耳缘静脉注射 25% 葡萄糖溶液 5ml，记录尿量变化。

5. **注射垂体后叶素**　经家兔耳缘静脉注射垂体后叶素 0.5ml（3U），记录尿量变化。

6. **注射速尿**　经家兔耳缘静脉注射 1% 速尿（0.5ml/kg），记录尿量变化。

7. **放血**　分离一侧颈动脉，插管放血 20ml，记录尿量变化。

8. **补充恢复血量**　从兔耳缘静脉或颈静脉迅速回输血液，记录尿量变化。

【注意事项】

1. 实验前对家兔的合理喂养，是保证本实验顺利的关键。

（1）要注意保证家兔的生活环境安静，温度适宜。

（2）给家兔多喂些青菜和水，以增加其基础尿量。

2. 手术动作要轻柔，不要过度牵拉输尿管，以避免输尿管痉挛，影响尿量。

3. 实验每个项目都应在动脉血压和尿量稳定的基础水平上进行，即下一次实验应在上次实验所导致的动脉血压和尿量改变恢复到基础水平之后再进行，避免结果不准确。

4. 本实验需多次进行静脉注射，故对于静脉的保护非常重要。采取耳缘静脉注射比较简便，但也有多次注射，容易损伤的缺点。除耳缘静脉注射方法外，也可采用颈静脉和股静脉插管、留置针或采用含芯套管针等方法。

【实验点评与临床联系】

尿量的多少主要取决于排出尿液中水的含量，而水的排出与肾小球的滤过以及肾小管和集合管的重吸收有关，因此要分析以上各因素对尿量产生影响的原因就需要从这两方面入手。首先要对影响肾小球滤过的因素，即滤过膜的面积和通透性、有效滤过压和肾血浆流量逐一分析；其次要考虑影响肾小管和集合管重吸收的因素，其中包括小管液溶质的浓度、血管升压素和醛固酮的作用。此外尿液的浓缩与稀释与肾髓质的高渗梯度有关。上述各项实验中所见影响尿量的因素，有些是通过多个环节发挥作用的，在分析时要全面而细致。

糖尿病典型症状是"三多一少"，即多尿、多饮、多食、体重减轻。多尿的原因主要是因为糖尿病患者的胰岛素绝对或相对不足，导致血糖浓度的升高，肾小球滤过的葡萄糖超出了肾小管重吸收的能力，以致小管液渗透压升高对抗水分的重吸收，从而出现终尿量增加而出现多尿症状。

【实验讨论】

各项实验所见尿量的改变，是通过影响尿液生成的哪个环节引起的？其机制是什么？

实验二　家兔实验性急性肾衰竭

【实验目的】

复制急性中毒性肾衰竭的动物模型，观察升汞中毒性肾衰竭时泌尿功能的改变。

【实验原理】

当肾脏泌尿功能发生障碍时，代谢终产物及毒物不能排出体外，从而产生水、电解质和酸碱平衡紊乱，并伴有肾脏内分泌功能障碍的综合征，称为肾衰竭。升汞中毒性肾病是一种比较容易复制的动物模型，其主要病变是肾小管的变性坏死伴有严重的肾衰竭。

【实验对象】

家兔。

【实验材料】

试剂：20%氨基甲酸乙酯溶液、1%升汞溶液、10%氢氧化钠溶液、5%乙酸溶液、生理盐水、蒸馏水。

器材：半自动生化分析仪、离心机、721分光光度计、水浴锅、试管、试管架、试管夹、刻度吸管、酒精灯、三脚架、石棉网、温度计、洗耳球、手术器械、注射器及量筒。

【实验操作】

1. 实验前一天给家兔肌注10g/L升汞溶液，剂量1ml/kg。

2. 家兔麻醉固定，暴露膀胱，收集尿液。

【观察项目】

1. **血浆尿素氮分析** 经家兔耳缘静脉采血5ml，以2000转/分离心5min，用吸管将血清吸出，置于另一清洁小试管内，利用半自动生化分析仪测定尿素氮。

2. **尿液镜检** 记录管型数和细胞数（10个视野）。

3. **尿蛋白定性试验** 取5ml尿液，以2000转/分离心5min，取上清液加热至沸腾，观察其混浊度。

4. **肾脏大体形态检查** 体积大小，表面色泽，皮质条纹与色泽。

【实验点评与临床联系】

本实验通过检测血尿素氮、尿蛋白和尿液镜检来观察升汞中毒后肾功能的改变，这与传统的生理实验过程不同，属于综合性实验。急性肾衰竭是指各种原因引起的肾脏泌尿功能在短期内急剧降低，因严重的肾缺血和肾中毒引起的急性肾小管坏死是急性肾衰竭的常见原因。多种原因都可导致肾衰竭。肾脏本身的疾病，如各种慢性肾小球肾炎、慢性间质性肾炎、肾结石、肾结核等。有些全身性疾病也可导致肾衰竭，比如高血压肾动脉硬化症、恶性高血压、巨球蛋白血症、肝硬化、镇痛药及重金属中毒等。

【实验讨论】

1. 什么是急性肾衰竭？导致急性肾衰竭有哪些主要原因？

2. 急性肾衰竭时血尿素氮含量有什么变化？

3. 中毒性肾病时尿蛋白有什么变化？

第七章　神经系统实验

　　神经系统是体内主要的功能调控系统，调控其他各系统的功能，使之协调统一，并能迅速对外界环境的变化作出完善的适应性调节，维持机体稳态。中枢神经系统由神经元和神经胶质细胞组成。神经元组成复杂的神经网络调控系统，对感觉进行整合，调节随意运动及自主神经的活动，还实现觉醒与睡眠、学习与记忆、思维意识等高级活动。本章实验从大脑皮质对运动功能的调节和痛觉的调控来加深对中枢神经系统整合感觉、控制运动功能的认识。

实验一　小鼠小脑损伤的实验

【实验目的】

观察损伤小鼠一侧小脑后，肌紧张失调和平衡功能障碍现象。

【实验原理】

　　小脑是躯体运动的重要调节中枢。前庭小脑（绒球小结叶）维持身体的平衡；脊髓小脑（小脑前叶和后叶的中间带）调节肌紧张与协调随意运动；皮质小脑（后叶外侧部）参与随意运动计划的形成和程序的编制。小脑损伤后可发生躯体运动障碍，表现为身体平衡失调、肌张力减弱以及共济失调。

【实验对象】

小鼠。

【实验材料】

哺乳类动物手术器械、鼠手术台、探针、棉球、纱布、烧杯、乙醚。

【实验操作】

1. **术前观察**　手术前观察正常小鼠的运动情况。
2. **麻醉**　将小鼠罩于烧杯内，然后放入一团浸透乙醚的棉球，待其呼吸变为深而慢且不再有随意运动时将其取出。

3. **破坏一侧小脑** 将小鼠俯卧于鼠台上,用镊子提起头部皮肤,用剪刀在两耳之间头正中横剪一小口,再沿正中线向前方剪开长约1cm,向后剪至枕部耳后缘水平,将头部固定,用手术刀背剥离颈肌,暴露顶间骨,通过透明的颅骨可看到顶间骨下方的小脑,再从顶间骨一侧用探针垂直刺入,深约3~4mm,再将探针稍作搅动,以破坏该侧小脑。探针拔出后用棉球压迫止血(图7-1)。

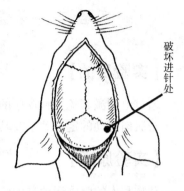

破坏进针处

图7-1 破坏小鼠小脑位置示意图

【观察项目】

待小鼠清醒后观察其运动情况。

1. **行走情况** 可见小鼠行走摇摆,总向伤侧的方向旋转或翻滚。
2. **站立姿势** 不能维持正常的站立姿势。
3. **肢体肌紧张度** 表现为肌张力减退,甚至于出现肌无力的现象。

【注意事项】

1. 麻醉不可过深,以防死亡,也不要完全密闭烧杯,避免小鼠窒息死亡。
2. 捣毁小脑时不可刺入过深,以免伤及中脑、延髓或对侧小脑;也不能过浅,小脑未被损伤,反而成为刺激因素。

【实验点评与临床联系】

在实验条件下对某些组织器官进行破坏,以观察其功能缺失情况,能够很好地验证该组织器官的功能。本实验即采用这种方法,通过损伤小鼠一侧小脑,可以观察到动物在维持身体平衡、调节肌紧张和协调随意运动方面出现障碍,从而证实小脑在调节躯体运动方面的功能。

临床上小脑萎缩或小脑损伤的患者主要症状表现为走路不稳、动作不灵、握物无力、言语不清、书写颤抖、共济失调等症状,皆与小脑的功能密切相关。

【实验讨论】

1. 一侧小脑损伤会导致动物躯体运动和站立姿势发生何种变化?为什么?
2. 小脑有哪些功能?

实验二 家兔大脑皮质运动区的功能定位

【实验目的】

通过电刺激家兔大脑皮质的不同区域，观察相关肌肉的收缩活动，了解大脑皮质运动区与肌肉运动的定位关系及其特点。

【实验原理】

动物和人的躯体运动受大脑皮质控制。大脑皮质运动区在皮质中有着精细的功能定位，刺激皮质运动区不同部位，能引起躯体特定部位的肌肉发生短促收缩。皮质运动区对肌肉运动的支配呈秩序排列，且随着动物的进化逐渐精细，在较低等的哺乳类动物如兔、鼠，其大脑皮质运动区机能定位已具有一定雏形，而高等灵长类动物和人的中央前回最为明显。

【实验对象】

家兔。

【实验材料】

试剂：20%氨基甲酸乙酯溶液、2%普鲁卡因溶液、生理盐水、液状石蜡。
器材：哺乳动物手术器械、兔头固定架、颅骨钻、小咬骨钳、电刺激器、刺激电极、骨蜡或止血海绵、气管插管、纱布、棉球。

【实验操作】

1. **麻醉、固定** 从兔耳缘静脉缓慢注射20%氨基甲酸乙酯溶液（5ml/kg），将家兔仰卧固定于手术台上。

2. **手术**

（1）剪去颈部的兔毛，切开颈部皮肤，分离皮下组织和肌肉，作气管插管。

（2）兔改为俯卧位，固定四肢，并把头固定于头架上，剪去头顶的毛，从眉间至枕部沿颅顶正中线切开头皮，用刀柄向两侧剥离肌肉与骨膜，暴露头顶骨缝标志。

（3）用颅骨钻在冠状缝后、矢状缝旁开 0.5cm 处钻开颅骨（图 7-2），然后以小咬骨钳扩大创口。扩创时切勿伤及硬脑膜与矢状窦。颅骨创口出血时，可用骨蜡止血。用一注射针头将硬脑膜挑起，并用眼科剪小心剪去硬脑膜，暴露两侧大脑皮质。在暴露的脑组织表面滴

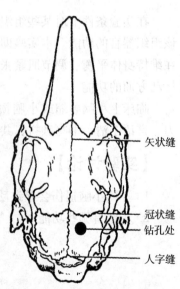

图 7-2 兔颅骨标志示意图

矢状缝

冠状缝
钻孔处

人字缝

加 37℃左右的液状石蜡，以保护脑组织。

（4）手术完毕后放松兔的四肢与头部。

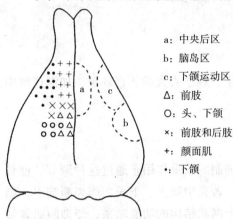

a: 中央后区
b: 脑岛区
c: 下颌运动区
△: 前肢
○: 头、下颌
×: 前肢和后肢
+: 颜面肌
·: 下颌

图 7 - 3 兔大脑皮质的刺激效应区

【观察项目】

1. 自绘一张皮质轮廓图，以备记录使用。

2. 观察电刺激大脑皮质引起骨骼肌的运动

接通电刺激器的电源，选择合适的刺激参数：波宽 0.1 ~ 0.2ms，频率 20 ~ 50Hz，强度 10 ~ 20V。将刺激电极与电刺激器相连，按照图 7 - 3 所示，逐点刺激一侧皮质不同区域。每次刺激持续时间 5 ~ 10s，刺激完毕后休息 1 ~ 2min。观察刺激引起的肢体和头面部运动情况，并将结果标记在皮质轮廓图上，并与图 7 - 3 进行比较。

3. 一侧完成后，在另一侧皮质上重复上述过程。

【实验点评与临床联系】

大脑皮质运动区的功能定位具有一定的规律，表现为交叉支配，头面部活动为双侧支配，定位安排为倒置，但头面部内器官为正立，代表区域的大小与动作的精细、复杂程度成正比。通过实验，观察刺激家兔大脑皮质运动区引起家兔躯体肌肉运动的规律是否与上述规律相符合。

神经系统病变可导致相应支配部位的功能障碍。脑梗死和脑出血导致的各种脑血管病变，都可导致其阻塞部位所支配的运动区域出现功能障碍。

【注意事项】

1. 麻醉不宜过深，否则将影响实验效果。若麻醉过浅妨碍手术进行时，可用适量普鲁卡因作局部麻醉。

2. 颅骨扩创时应注意防止出血和保护大脑皮质。

3. 为防止刺激电极对大脑皮质的机械损伤，可将银丝电极的尖端烧成球形。

4. 刺激点由前向后、由内向外依次刺激，每隔 0.5mm 确定一刺激点，每次刺激强度以出现反应为度，刺激时间要足够。

【实验讨论】

1. 大脑皮质运动区有哪些功能特征？

2. 刺激大脑皮质引起躯体运动的神经通路是什么？

实验三　去大脑僵直

【实验目的】

通过在家兔中脑上、下丘之间离断动物的脑干，观察去大脑僵直现象，加深理解中枢神经系统相关部位对肌紧张的调节作用。

【实验原理】

中枢神经系统对伸肌紧张性的调控有易化与抑制的双重作用。通过这种调节，使骨骼肌保持适当的肌紧张，以维持机体的正常姿势。若在中脑上、下丘之间离断脑干，则切断了大脑皮质运动区和纹状体等神经结构与脑干网状结构的功能联系，使抑制肌紧张的作用减弱，而易化肌紧张的作用相对地加强，动物将出现四肢伸直、头尾昂起、脊柱挺硬的角弓反张现象，称为去大脑僵直。

【实验材料】

试剂：20%氨基甲酸乙酯溶液、2%普鲁卡因溶液、生理盐水、液状石蜡。

器材：哺乳动物手术器械、颅骨钻、小咬骨钳、骨蜡或止血海绵、气管插管、纱布。

【实验对象】

家兔。

【实验操作】

1. **麻醉固定**　从兔耳缘静脉缓慢注射20%氨基甲酸乙酯溶液（5ml/kg），仰卧位固定。

2. **手术**

（1）剪去颈部的兔毛，沿正中线切开颈部皮肤，分离皮下组织和肌肉，暴露气管，作气管插管；然后找出两侧颈总动脉，分别穿线备用。

（2）将兔改为俯卧位，固定头部，剪去头顶部的毛，从两眉间至枕部沿矢状缝将头皮切开，用刀柄向两侧剥离骨膜与肌肉，扩大颅骨暴露面。

（3）在顶骨两侧旁开矢状缝左右 0.5cm 处各钻一孔，用小咬骨钳沿骨孔朝后将创口扩大至枕骨结节，暴露双侧大脑半球的后缘，用一注射针头将硬脑膜挑起，小心剪开，暴露出大脑皮质。

（4）结扎两侧颈总动脉。

3. **横断脑干**　松开兔的四肢，左手将动物的头托起，右手用手术刀柄从大脑半球后缘轻轻翻起枕叶，即可见到中脑四叠体上、下丘部分，在上、下丘之间将刀柄向裂口方向呈45°角横切至颅底，将脑干完全离断（图7-4）。

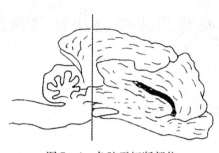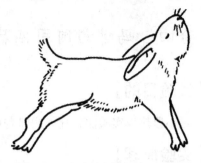

图7-4　兔脑干切断部位　　　　图7-5　去大脑僵直现象示意图

【观察项目】

1. 将兔侧卧位放置于地上，几分钟后可见兔的四肢逐渐变硬伸直，头部昂起，尾部上翘，呈角弓反张状态，即为去大脑僵直现象（图7-5）。

2. 待出现明显的僵直现象后，在下丘脑后再次切断脑干，观察肌紧张变化。

【注意事项】

1. 动物麻醉宜浅，麻醉过深将影响去大脑僵直的出现，手术中动物因麻醉过浅而挣扎时，可用适量普鲁卡因作局部麻醉。

2. 开颅在接近骨中线和枕骨时，应避免伤及矢状窦而致大出血。可先暂时保留该处颅骨，小心将矢状窦与头骨内壁剥离后，再轻轻去除保留的颅骨，并用缝合针在矢状窦的前后各穿一线结扎。

3. 切断脑干部位要准确，过低将伤及延髓，导致呼吸停止，过高则不易出现去大脑僵直现象。

4. 脑干横断几分钟后，未见明显的僵直现象，可用牵拉四肢（肢体伸肌传入）、扭动颈部（颈肌传入）、动物仰卧（前庭传入）等方法，使僵直易于出现。

【实验点评与临床联系】

脑干通过脑干网状结构中的易化区和抑制区实现对躯体运动的调节。实验中在中脑四叠体上、下丘之间横断脑干时，即切断了脑干与高位中枢之间的联系，可以看到全身伸肌肌紧张亢进的表现。对结果进行分析时我们就要考虑到脑干网状结构的易化区与抑制区的作用以及它们与高位中枢之间的联系，高位中枢对它们的影响区别在哪里，当失去高位中枢的控制时，它们的反应又有哪些不同。

在临床上，如果见到病人出现角弓反张的现象，比如头后仰、上下肢伸直、上臂内旋、手指屈曲，表明病变已侵犯脑干，有生命危险。

【实验讨论】

1. 产生去大脑僵直的机制是什么？

2. 将去大脑动物的背根神经切断，会出现什么现象？

实验四　吗啡与阿司匹林镇痛作用比较（小鼠热板法）

【实验目的】

学习小鼠热板实验法，比较吗啡与阿司匹林的镇痛作用。

【实验原理】

热能诱发小鼠足底疼痛。阿司匹林的解热镇痛作用，主要是通过抑制前列腺素及其它对机械性或化学性刺激敏感的物质（如缓激肽、组胺）的合成，减弱炎症时所产生的活性物质对末梢化学感受器的刺激，属于外周性镇痛药。而吗啡类镇痛药的镇痛机制是通过丘脑及脑室－导水管周围灰质的受体和脊髓胶质区内的受体起作用，能选择地抑制大脑皮质的感觉中枢，有极强的镇痛作用。

【实验动物】

雌性小鼠。

【实验材料】

试剂：0.1%盐酸吗啡溶液、5%阿司匹林混悬液、生理盐水。
器材：台式天平、恒温水浴箱、铅盒、烧杯（1000ml）、注射器（1ml）、秒表、温度计、小鼠笼。

【实验操作】

1. 取雌性小鼠 2 只，称重、标号。

2. 将恒温水浴箱水温调节至 55℃ ±0.5℃，放置铅盒。

3. 将各小鼠依次放置铅盒内，罩上烧杯，立即开动秒表观察并记录从放入至开始舔足所需要时间，作为痛阈。预测 2 次，每次间隔 5min，求平均值，以平均值不超过 30s 者为合格。

【观察项目】

取 3 只痛阈合格小鼠，一只灌胃 5% 阿司匹林混悬液 0.2ml/10g，另外两只分别腹腔注射生理盐水和盐酸吗啡溶液 0.1ml/10g。在给药后 15、30、45、60、75 及 90min 分别测定痛阈一次。

根据所测得的痛觉反应时间，按下列公式计算，算出用药后各不同时间的痛阈提高百分率。并以痛阈提高百分率作纵标，时间作横标，绘制吗啡镇痛作用时－效曲线。

$$痛阈提高百分率（\%）= \frac{用药后痛反应时间 - 用药前平均痛反应时间}{用药前平均痛反应时间} \times 100\%$$

【注意事项】

1. 为避免雄性动物的阴囊被热板烫伤，热板法实验均应选用雌性小鼠。

2. 在筛选痛阈合格小鼠时，如果小鼠在 30s 内不舔后足或乱蹦乱跳，则弃之不用。但用药后不再舔后足而出现跳跃时，也可以此为痛反应指标。

3. 给药后如果小鼠在 60s 内无痛反应，应立即取出，避免烫伤，其痛阈按 60s 计算。

【实验点评与临床联系】

任何阻断痛觉传导通路的因素都可抑制痛觉的产生。阿司匹林主要减少致痛物质的释放，吗啡直接作用于痛觉中枢，激活阿片受体，镇痛效果强，但具有成瘾性，不可长期使用。

疼痛是与组织损伤和潜在的组织损伤有关的一种不愉快的感觉和情绪体验。疼痛涉及临床各科，可发生于身体任何部位，其病因错综复杂。许多疼痛既是某些疾病的一组典型症候群或综合征，又可随着疾病的发展而变化。痛觉可作为机体受到伤害的一种警告，引起机体一系列防御性保护反应。而某些长期的剧烈疼痛，对机体已成为一种难以忍受的折磨，需要进行治疗。

【实验讨论】

吗啡与阿司匹林镇痛作用的机制有何不同？

下 篇

第八章 基本实验

本章要求

1. 掌握生物化学四大经典实验技术——离心技术、分光光度技术、电泳技术和层析技术。

2. 巩固生物化学理论课程的基本知识点,如蛋白质/核酸的性质、酶促反应速度的影响因素、呼吸链的组成、氨基酸的转氨基反应等。

3. 学习化学实验基本操作技能,如常用试剂及缓冲溶液的配制与应用。

实验一 蛋白质化学——蛋白质的呈色反应、沉淀反应及等电点的测定

【实验目的】

1. 了解蛋白质的性质。
2. 掌握蛋白质等电点沉淀的原理。

【实验内容】

1. 蛋白质的呈色反应。
2. 蛋白质的沉淀反应。
3. 蛋白质等电点的测定。

【实验原理】

（一）蛋白质的呈色反应

蛋白质中某些基团或共价键与一定的化学试剂反应，可呈现特定的颜色。呈色反应可作为检查未知液中是否存在蛋白质的参考。本实验包括蛋白质的两种典型的呈色反应。

1. 双缩脲反应 双缩脲是尿素的缩合物：

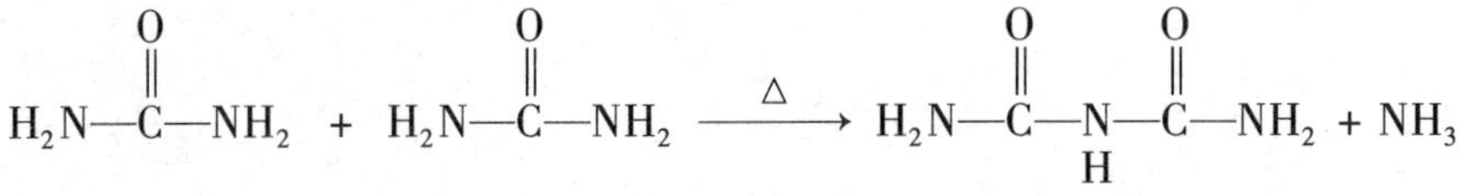

尿素　　　　　　　尿素　　　　　　　　　双缩脲

在强碱性条件下，双缩脲溶液能与 $CuSO_4$ 反应生成紫红色螯合物，这一呈色反应称为双缩脲反应。

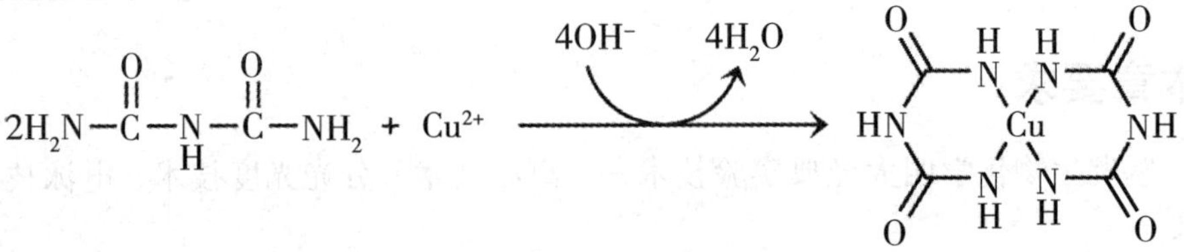

双缩脲　　　　　　　　　　　　　　紫红色螯合物

凡含有两个及两个以上肽键的肽或酰胺键的其他化合物都能发生双缩脲反应，故蛋白质也能发生该反应。

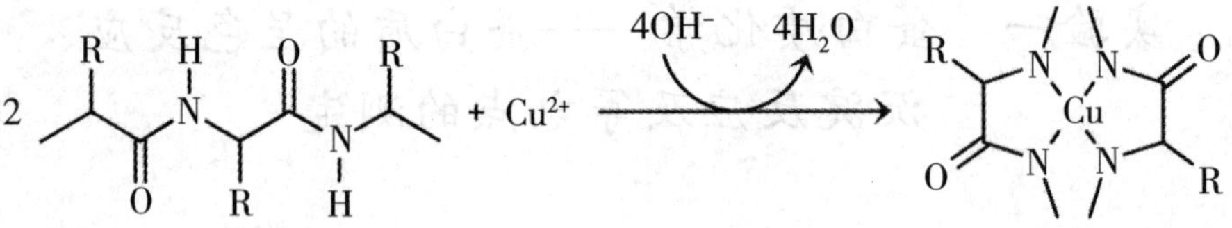

肽　　　　　　　　　　　　　　　紫红色螯合物

不过，含—CSNH—、—C(=NH)NH—等结构的分子也能发生该反应。因此，双缩脲反应不是肽和蛋白质的特征反应。

2. 茚三酮反应 蛋白质、多肽和氨基酸（除脯氨酸等亚氨基酸之外）都含自由氨基（不是亚氨基），与茚三酮共热时能生成蓝紫色化合物，这一呈色反应称为茚三酮反应。

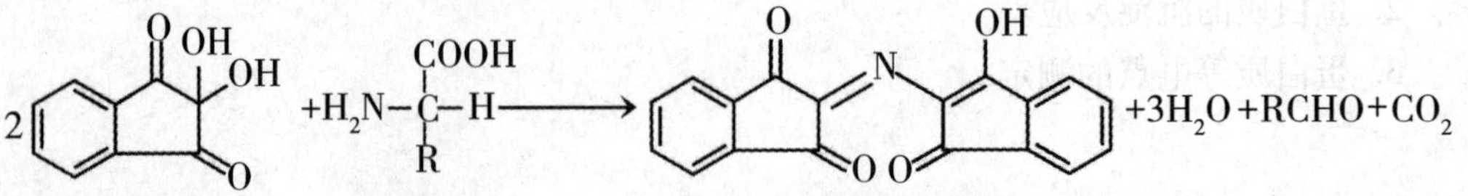

水合茚三酮　　　　氨基酸　　　　　　蓝紫色化合物

不过，其他伯胺化合物与茚三酮共热时，也能生成紫蓝色化合物。因此，茚三酮反应不是蛋白质、多肽和氨基酸的特征反应。

（二）蛋白质的沉淀反应

蛋白质溶液是胶体溶液，同性电荷和水化膜是其主要稳定因素。当维持蛋白质胶体溶液的稳定因素被破坏时，蛋白质会从溶液中析出。蛋白质沉淀时多伴随构象的破坏，即发生蛋白质变性，例如重金属离子、生物碱试剂或高温导致的蛋白质沉淀均同时发生变性。不过在某些情况下，蛋白质沉淀仍能保持天然构象和生物活性，例如中性盐导致的沉淀。

1. 蛋白质的盐析 蛋白质的溶解度受 pH 值、温度、离子强度等因素影响。在蛋白质溶液中加入大量中性盐如（NH_4）$_2SO_4$、$MgSO_4$、$NaCl$ 等，以提高离子强度，会中和蛋白质分子表面电荷并破坏其水化膜，导致蛋白质溶解度降低，从不饱和到过饱和而析出，称为盐析。中性盐能否沉淀蛋白质取决于中性盐的浓度、溶液的 pH 值以及蛋白质胶体颗粒的大小。颗粒大者比颗粒小者容易析出，因此所需中性盐浓度相对较低。例如球蛋白在 50% 饱和度的（NH_4）$_2SO_4$ 溶液中析出，而白蛋白则在 100% 饱和度的（NH_4）$_2SO_4$ 溶液中析出。

2. 重金属离子沉淀蛋白质 当蛋白质溶液的 pH 值高于蛋白质的等电点时，蛋白质分子净带负电荷，可与带正电荷的重金属离子（例如 Cu^{2+}、Zn^{2+}）结合而析出。

$$H_3N^+ \!-\! \text{(Pr)} \!-\! COO^- \xrightarrow[\quad]{OH^- \quad H_2O} H_2N \!-\! \text{(Pr)} \!-\! COO^- \xrightarrow[\quad]{M^+} H_2N \!-\! \text{(Pr)} \!-\! COOM \downarrow$$

3. 生物碱试剂沉淀蛋白质 生物碱试剂多指分子量较大的复盐（如碘化汞钾、碘化铋钾）以及特殊无机酸（如硅钨酸、磷钨酸）或有机酸（如苦味酸）的溶液。沉淀蛋白质常用的生物碱试剂有磷钨酸 $\{H_3[P(W_3O_{10})_4] \cdot xH_2O\}$、苦味酸（2,4,6-三硝基苯酚）、鞣酸（$C_{76}H_{52}O_{46}$）等。

当蛋白质溶液的 pH 值低于蛋白质的等电点时，蛋白质分子净带正电荷，可与生物碱试剂中的阴离子结合而析出。

$$^-OOC \!-\! \text{(Pr)} \!-\! NH_3^+ \xrightarrow[\quad]{H^+} HOOC \!-\! \text{(Pr)} \!-\! NH_3^+ \xrightarrow[\quad]{X^-} HOOC \!-\! \text{(Pr)} \!-\! NH_3^+X^- \downarrow$$

析出的沉淀常可在碱性溶液中再溶解。

4. 蛋白质变性与沉淀 高温可破坏蛋白质分子的化学键，导致蛋白质变性，容易析出。至于是否析出沉淀甚至凝固，还取决于溶液的 pH 值。

（三）蛋白质等电点的测定

蛋白质是两性电解质，因为它们既有肽链羧基端的羧基、谷氨酸的 γ-羧基和天冬氨酸的 β-羧基，可以给出 H^+ 而带负电荷，又有氨基端的氨基、赖氨酸的 ε-氨基、精氨酸的胍基和组氨酸的咪唑基，可以结合 H^+ 而带正电荷。这些基团的解离状态决定着蛋白质的带电荷状态，而解离状态受溶液的 pH 值影响。在某一 pH 值条件下，溶液中蛋白质的净电荷为零，则该 pH 值称为该蛋白质的等电点。在等电点时，蛋白质的溶解度最小。配制不同 pH 值的缓冲溶液，观察蛋白质在这些缓冲溶液中的溶解情况即可初步确定其等电点。

【实验器材】

1. 试管及试管架。
2. 滴管、移液管、洗耳球（或微量移液器、配套吸头）。
3. 漏斗、漏斗架、滤纸、玻璃棒。
4. 水浴箱。
5. 旋涡混合器。
6. 酒精灯、火柴。
7. 药匙。

【试剂与材料】

1. 1∶10 鸡蛋白溶液。
2. 0.5% NaOH 溶液。
3. 10% NaOH 溶液。
4. 1% $CuSO_4$ 溶液。
5. 尿素。
6. 0.25% 丙氨酸溶液。
7. 0.1% 茚三酮乙醇溶液。
8. 饱和 $(NH_4)_2SO_4$ 溶液。
9. 固体 $(NH_4)_2SO_4$。
10. 0.5% $ZnSO_4$ 溶液。
11. 10% HCl 溶液。
12. 10% 磺基水杨酸溶液。
13. 1% 乙酸溶液。
14. 10% 乙酸溶液。
15. 1mol/L 乙酸溶液（99.5% 乙酸 2.875ml，加入水至 50ml）。
16. 0.1mol/L 乙酸溶液（1mol/L 乙酸溶液 5ml，加入水至 50ml）。
17. 0.01mol/L 乙酸溶液（0.1mol/L 乙酸溶液 5ml，加入水至 50ml）。
18. 0.5% 酪蛋白的乙酸钠溶液（酪蛋白 0.25g、1mol/L NaOH 溶液 5ml、1mol/L 乙酸溶液 5ml，加入水至 50ml）。

【实验操作】

（一）蛋白质的呈色反应

1. 双缩脲反应

（1）取小试管 1 支，加入 1∶10 鸡蛋白溶液 2 滴、10% NaOH 溶液 5 滴、1% $CuSO_4$

溶液 1 滴，混匀，观察现象。

（2）另取小试管（必须干燥）1 支，加入尿素 1 小匙（相当于绿豆大小），酒精灯加热至熔，嗅其味。继续加热直至凝固，冷却，加入蒸馏水 10 滴，振荡促溶，再加入 10% NaOH 溶液 5 滴、1% $CuSO_4$ 溶液 1 滴，混匀，观察现象。

2. 茚三酮反应

（1）取大试管 2 支，编号，按表 8 – 1 操作。

表 8 – 1　茚三酮反应

试剂（滴）	试管 1	试管 2
1∶10 鸡蛋白溶液	4	–
0.25% 丙氨酸溶液	–	4
蒸馏水	10	10
0.1% 茚三酮乙醇溶液	6	6

（2）混匀，酒精灯加热约 1 分钟，观察颜色变化。

（二）蛋白质的沉淀反应

1. 蛋白质的盐析

（1）取 1∶10 鸡蛋白溶液 5ml 置于一支大试管中，加入等体积饱和（NH_4）$_2SO_4$ 溶液，混匀，静置 20 分钟，观察现象。

（2）过滤，取滤液 1ml 置于一支小试管中，加入固体（NH_4）$_2SO_4$（约需 0.5g）使溶液饱和，振摇，观察现象。

（3）再向此小试管中加入蒸馏水 2ml，振摇，观察现象。

2. 重金属离子沉淀蛋白质

（1）取小试管 2 支，编号，按表 8 – 2 操作。

表 8 – 2　重金属离子沉淀蛋白质

试剂	试管 1	试管 2
1∶10 鸡蛋白溶液（ml）	1	1
0.5% NaOH 溶液（滴）	1	–
10% HCl 溶液（滴）	–	1
0.5% $ZnSO_4$ 溶液（滴）	6	6

（2）混匀，观察混匀前后有无混浊。

3. 生物碱试剂沉淀蛋白质

（1）取小试管 2 支，编号，按表 8 – 3 操作。

表 8-3 生物碱试剂沉淀蛋白质

试剂	试管 1	试管 2
1：10 鸡蛋白溶液（ml）	1	1
10% NaOH 溶液（滴）	2	–
10% HCl 溶液（滴）	–	1
10% 磺基水杨酸溶液（滴）	2	2

（2）混匀，观察混匀前后有无混浊。

4. 蛋白质沉淀与变性

（1）取大试管 4 支，编号，按表 8-4 操作。

表 8-4 蛋白质沉淀与变性

试剂（滴）	试管 1	试管 2	试管 3	试管 4
1：10 鸡蛋白溶液	20	20	20	20
1% 乙酸溶液	–	1	–	–
10% 乙酸溶液	–	–	10	–
0.5% NaOH 溶液	–	–	–	5

（2）混匀，置沸水浴中 5 分钟，观察各管有无混浊，比较混浊度。

（3）稍冷却，于试管 3 中逐滴加入 10% NaOH 溶液，边滴加边轻摇，仔细观察现象。

（4）于试管 4 中逐滴加入 10% 乙酸溶液，边滴加边轻摇，观察现象。

（三）酪蛋白等电点的测定

1. 取大试管 5 支，编号，精确按表 8-5 操作，配制相应 pH 值的溶液。

表 8-5 蛋白质等电点的测定

试剂（ml）	1	2	3	4	5
1.0mol/L 乙酸溶液	1.6	0.6	–	–	–
0.1mol/L 乙酸溶液	–	–	1.0	0.3	–
0.01mol/L 乙酸溶液	–	–	–	–	0.6
蒸馏水	7.4	8.4	8.0	8.7	8.4
所配制溶液的 pH 值	3.5	4.1	4.7	5.3	5.9

2. 充分摇匀后，每管各加入 0.5% 酪蛋白的乙酸钠溶液 1ml，边加边摇，摇匀后静置 5 分钟。

3. 观察各管的混浊度，并用 -、+、+ +、+ + + 等符号表示。据此初步判断酪蛋白的等电点。

【注意事项】

1. 双缩脲反应实验中，加热尿素所用小试管必须干燥，尿素不要过量，凝固后必须先冷却再做下一步实验。

2. 重金属离子沉淀蛋白质实验中，在加入 0.5% $ZnSO_4$ 溶液之前务必摇匀试管内溶液，加入 0.5% $ZnSO_4$ 溶液之后，先观察现象再摇匀，摇匀后再观察现象。

3. 生物碱试剂沉淀蛋白质实验中，在加入 10% 磺基水杨酸溶液之前务必摇匀试管内溶液，加入 10% 磺基水杨酸溶液之后，先观察现象再摇匀，摇匀后再观察现象。

4. 蛋白质沉淀与变性实验中，第 3 步要逐滴加入 10% NaOH 溶液，边滴加边轻摇，可能观察到连续变化的现象。

5. 蛋白质沉淀与变性实验中，第 4 步要逐滴加入 10% 乙酸溶液，边滴加边轻摇，可能观察到连续变化的现象。

6. 酪蛋白等电点的测定属于定量实验，溶液必须准确量取，应当用精确度较高的移液管或微量移液器，不能用滴管。

【实验讨论】

1. 在茚三酮反应实验中，两支试管最终呈色深浅不同，你认为可能的原因是什么？

2. 在蛋白质的盐析实验中，每次观察到混浊或变清的原因是什么？

3. 在重金属离子沉淀蛋白质实验中，如果将 0.5% NaOH 溶液改用 10% NaOH 溶液，则观察不到混浊，为什么？同样，在双缩脲反应实验中，如果将 10% NaOH 改用 0.5% NaOH，也观察不到呈色反应，为什么？

4. 在生物碱试剂沉淀蛋白质实验中，有同学观察到试管 1 也出现混浊，但振摇后消失，你认为可能的原因是什么？

5. 解释在蛋白质沉淀与变性实验中观察到的现象。

【临床联系】

救治重金属中毒可采用大量蛋白质溶液灌胃，催吐解毒。消毒可采用高温、紫外线等方法使蛋白质（及核酸）变性，抑杀病毒、细菌。

实验二　核酸化学——小鼠肝组织核酸的提取与鉴定

【实验目的】

1. 学习核酸提取和鉴定的方法。
2. 了解核酸提取和鉴定的原理。

【实验内容】

1. 小鼠肝组织核酸的提取。
2. 核酸的水解与鉴定。

【实验原理】

（一）核酸的提取

组织细胞中的核糖核酸（RNA）和脱氧核糖核酸（DNA）大部分与蛋白质结合而形成核蛋白。三氯乙酸可使核蛋白变性沉淀，NaCl 可使变性沉淀的核蛋白中的核酸转化成钠盐而溶出，乙醇可使核酸钠从溶液中析出。

（二）核酸的水解与鉴定

RNA 与 DNA 在酸性条件下均可被水解成磷酸、碱基（嘌呤碱和嘧啶碱）和戊糖（核糖或脱氧核糖）。水解产物鉴定方法如下：

1. 磷酸与钼酸作用生成磷钼酸，后者在还原剂氨基萘酚磺酸作用下生成蓝色的钼蓝。

$$H_3PO_4 + 12H_2MoO_4 \longrightarrow H_3PO_4 \cdot 12MoO_3 \cdot 12H_2O$$

　　磷酸　　钼酸　　　　　　　　　磷钼酸

$$H_3PO_4 \cdot 12MoO_3 \cdot 12H_2O \xrightarrow{+氨基萘酚磺酸} H_3PO_4 \cdot 6Mo_2O_3 \cdot 12H_2O$$

　　磷钼酸　　　　　　　　　　　　　钼蓝

2. 嘌呤碱与 $AgNO_3$ 反应产生嘌呤银化合物出现白色絮状沉淀（见光变为红棕色）。

3. 核糖经浓硫酸或浓盐酸作用脱水生成糠醛，后者和 3,5-二羟甲苯（又称地衣酚、甲基苯二酚）缩合生成绿色化合物（Bial′s test）。

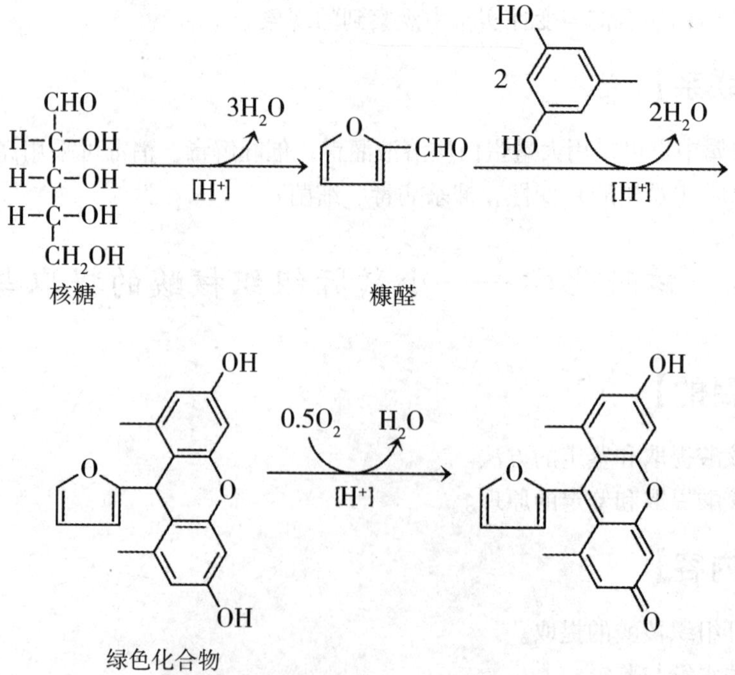

4. 脱氧核糖在浓酸中生成 ω-羟基-γ-酮戊醛，并进一步和二苯胺作用生成蓝色化

合物。

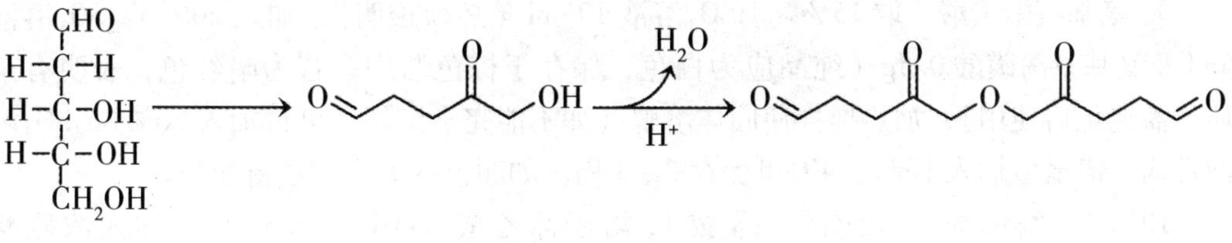

脱氧核糖　　　　　　ω-羟基-γ-酮戊醛

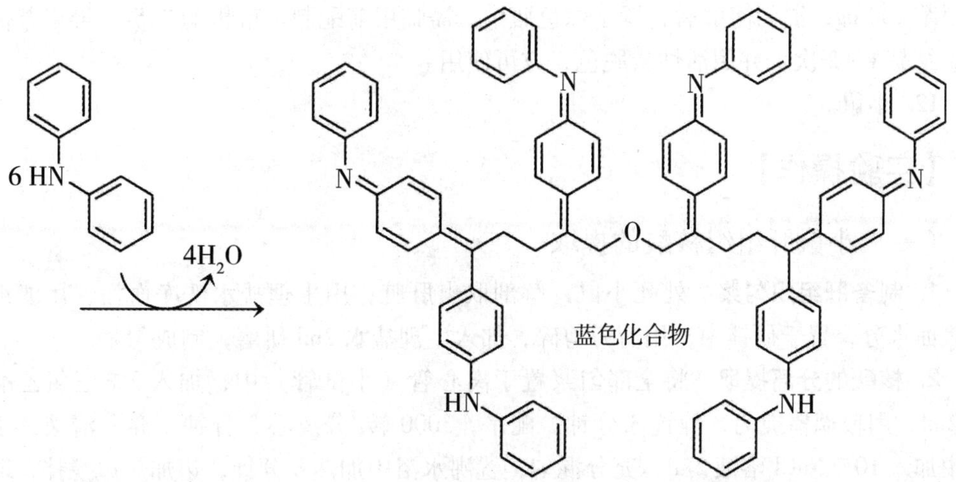

蓝色化合物

【实验器材】

1. 试管及试管架。

2. 手术器械　剪刀、镊子、滤纸、研钵。

3. 离心机、天平。

4. 水浴箱。

5. 玻璃棒。

【试剂与材料】

1. 生理盐水。

2. 2%三氯乙酸溶液。

3. 10% NaCl 溶液。

4. 95%乙醇。

5. 5% H_2SO_4 溶液。

6. 5% $AgNO_3$ 溶液。

7. 浓氨水。

8. 钼酸铵试剂　钼酸铵 2.5g、5mol/L H_2SO_4 溶液 30ml 加水至 100ml。4℃可保存

4 周。

9. 氨基萘酚磺酸 取 15% $NaHSO_3$ 溶液 195ml（必须透明），加入 20% Na_2SO_3 溶液 5ml 及氨基萘酚磺酸 0.5g（纯品应为白色，保存于棕色瓶中；若为暗红色，表明有杂质，需纯化后使用），加热搅拌使固体溶解（如不能完全溶解，可再加入 20% Na_2SO_3 溶液数滴，但最多加入 1ml）。4℃可保存 2~3 周。如颜色变黄，需重新配制。

10. 二苯胺试剂 取纯的二苯胺 1g 溶于冰乙酸（AR）100ml 中，加入浓硫酸 2.75ml，置于棕色瓶中。需临用前配制。

11. 3,5-二羟甲苯试剂 取密度 1.19 的盐酸 100ml 加入 $FeCl_3·6H_2O$ 100mg 及 3,5-二羟甲苯 100mg，混匀溶解后，置于棕色瓶中。需临用前配制。市售的 3,5-二羟甲苯需用苯重结晶 1~2 次，并用活性炭脱色，方可使用。

12. 小鼠。

【实验操作】

（一）小鼠肝组织核酸的提取

1. **制备肝组织匀浆** 处死小鼠，解剖取出肝脏，用生理盐水洗净血污，用滤纸吸干表面水分，置于研钵中，用剪刀剪碎，加入生理盐水 2ml 研磨，制成匀浆。

2. **核酸的分离提取** 将全部匀浆置于离心管（小试管）中，加入 2% 三氯乙酸溶液 2ml，用玻璃棒搅匀，静置 3 分钟。配平，3000 转/分离心 3 分钟。弃上清液，于沉淀中加入 10% NaCl 溶液 2ml，充分混匀，置沸水浴中加热 8 分钟，边加热边搅拌，取出放置冷却。配平，3000 转/分离心 3 分钟。将上清液倒入另一试管内，逐滴加入 95% 预冷乙醇 2ml，边滴加边振摇，可见有白色沉淀析出，静置 5 分钟。配平，3000 转/分离心 5 分钟，弃上清液，沉淀即为核酸钠。

（二）核酸的水解与鉴定

1. **核酸水解** 于前步制备的核酸钠沉淀中加入 5% H_2SO_4 溶液 4ml，用玻璃棒搅匀，置沸水浴中加热 10 分钟，得核酸水解液。

2. **嘌呤碱鉴定**

（1）取试管 2 支，按表 8-6 操作。

表 8-6 嘌呤碱鉴定

试剂（滴）	测定管	空白对照管
5% $AgNO_3$ 溶液	10	10
浓氨水	逐滴加入，边加边摇，至沉淀消失	
核酸水解液	20	－
5% H_2SO_4 溶液	－	20

（2）充分混匀，静置片刻，观察颜色。

3. 磷酸鉴定

（1）取试管 2 支，按表 8－7 操作。

表 8－7 磷酸鉴定

试剂（滴）	测定管	空白对照管
核酸水解液	10	－
5% H_2SO_4 溶液	－	10
钼酸铵试剂	5	5
氨基萘酚磺酸溶液	20	20

（2）充分混匀，静置 3 分钟。

（3）置沸水浴中加热 3 分钟，观察颜色。

4. 核糖鉴定

（1）取试管 2 支，按表 8－8 操作。

表 8－8 核糖鉴定

试剂（滴）	测定管	空白对照管
核酸水解液	4	－
5% H_2SO_4 溶液	－	4
3,5-二羟甲苯试剂	6	6

（2）充分混匀，置沸水浴中加热 5 分钟，观察颜色。

5. 脱氧核糖鉴定

（1）取试管 2 支，按表 8－9 操作。

表 8－9 脱氧核糖鉴定

试剂（滴）	测定管	空白对照管
核酸水解液	20	－
5% H_2SO_4 溶液	－	20
二苯胺试剂	30	30

（2）充分混匀，置沸水浴中加热 5 分钟，观察颜色。

【实验讨论】

1. 在核酸提取时，有三次离心操作，每次离心后的上清液和沉淀中各含哪些成分？

2. 核酸水解液是用 5% H_2SO_4 水解核酸提取物制备的，可否改用 H_3PO_4、HCl 或 HNO_3？

3. 查阅资料，回答如何将 DNA 和 RNA 分离。

【临床联系】

高尿酸血症是由肾脏尿酸排泄障碍或体内尿酸生成过多引起。

1. 尿酸排泄障碍　原因是肾小球滤过率减小、肾小管重吸收尿酸增多或分泌尿酸减少，多由多基因遗传缺陷或慢性肾脏疾患引起。

2. 尿酸生成过多　①嘌呤核苷酸合成代谢紊乱，多数由多基因遗传缺陷导致。②食用高嘌呤碱含量食物，如凤尾鱼、沙丁鱼、肉汁等。③嘌呤碱分解增多，如骨髓增生性疾病。

一旦出现尿酸盐结晶和沉积，并引起特征性急性关节炎、尿酸性尿路结石等，即为痛风。

实验三　酶——酶促反应的影响因素

【实验目的】

1. 掌握温度、pH 值、酶浓度、底物浓度对酶促反应速度的影响。
2. 熟练使用分光光度计。

【实验内容】

1. 酶液的制备。
2. 温度对酶促反应速度的影响。
3. pH 值对酶促反应速度的影响。
4. 酶浓度对酶促反应速度的影响。
5. 底物浓度对酶促反应速度的影响。

【实验原理】

1. 碱性磷酸酶的制备及活性检测　本实验所用的碱性磷酸酶来自大鼠肾脏。肾组织经充分研磨，加入适量蒸馏水稀释，离心，上清液中即含有碱性磷酸酶。

碱性磷酸酶可以催化磷酸苯二钠水解，生成苯酚和磷酸氢二钠。反应如下：

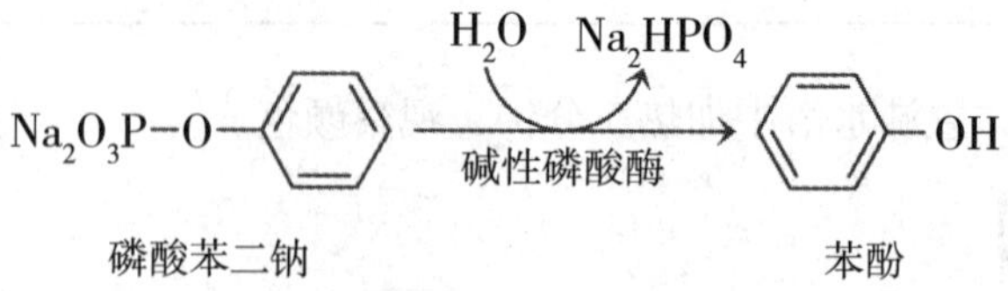

产物苯酚在碱性条件下可与酚试剂（含有磷钼酸－磷钨酸）发生呈色反应，生成蓝色物质，用分光光度计在 660nm 波长下比色，可检测蓝色物质的生成量，从而分析苯酚生成量，并进一步观察酶促反应的速度。

2. 温度对酶促反应速度的影响　酶是生物催化剂，其化学本质是蛋白质，因此，温度对酶促反应速度的影响具有两重性：一方面升高反应体系温度可以增加活化分子数，使酶促反应加快；另一方面温度过高会导致酶蛋白变性失活，使酶促反应减慢。酶促反应最快时的反应体系温度称为该酶促反应的最适温度。

3. pH 值对酶促反应速度的影响 酶促反应体系的 pH 值从以下几方面影响酶与底物的结合，从而影响酶促反应的速度：①影响酶和底物的解离状态。②影响酶和底物的构象。③过酸或过碱导致酶蛋白变性失活。综合这些因素，在某一 pH 值下酶促反应最快，该 pH 值称为酶促反应的最适 pH 值。

4. 酶浓度对酶促反应速度的影响 在酶促反应中，如果底物浓度远高于酶浓度，并且使酶饱和，则酶促反应速度与酶浓度成正比。

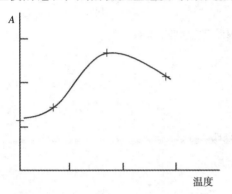

图 8 - 1 温度与酶促反应速度的关系

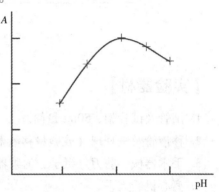

图 8 - 2 pH 值与酶促反应速度的关系

5. 底物浓度对酶促反应速度的影响 对于单底物酶促反应：①在底物浓度很低时，反应速度 V_0 随着底物浓度 [S] 的升高而提高，二者成正比，表现为一级反应。②在底物浓度较高时，随着底物浓度继续升高，反应速度还在提高，但提高幅度越来越小，二者不再成正比。③在底物浓度很高时，即使底物浓度继续升高，反应速度也基本不再提高，表现为零级反应，说明此时所有酶分子都已经与底物结合，接近饱和状态。

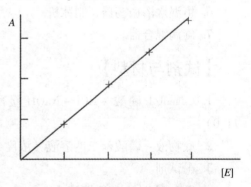

图 8 - 3 酶浓度与酶促反应速度的关系

对于单底物酶促反应，底物浓度与反应速度的关系符合米氏方程，也可以用林 - 贝氏方程表示：

$$\frac{1}{V_0} = \frac{K_m}{V_{max}} \cdot \frac{1}{[S]} + \frac{1}{V_{max}}$$

在林 - 贝氏方程中，$1/V_0$ 与 $1/[S]$ 呈线性关系。应用双倒数作图法可以求酶的 K_m 值：以 $1/V_0$ 对 $1/[S]$ 作图得到一条直线，其斜率是 K_m/V_{max}，在纵轴上的截距为 $1/V_{max}$，在横轴上的截距为 $-1/K_m$。

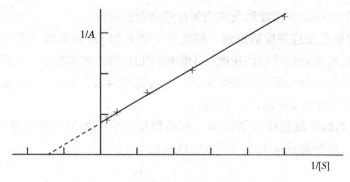

图 8-4 底物浓度与酶促反应速度的关系

【实验器材】

1. 试管及试管架、50ml 量筒。
2. 移液管及洗耳球（或微量移液器、配套吸头）。
3. 手术器械 剪刀、镊子、匀浆器。
4. 离心机、天平。
5. 722S 型分光光度计。
6. 恒温水浴振荡器、制冰机。
7. 旋涡混合器。

【试剂与材料】

1. 0.1mol/L 硼酸 - KCl - NaOH 缓冲溶液（pH 值分别为 9.0、9.5、10.0、10.5、11.0）。
2. 底物液 磷酸苯二钠溶液（浓度分别为 3mmol/L、6mmol/L、12mmol/L）。
3. 酚试剂。
4. 0.5mol/L Na_2CO_3 溶液。
5. 滤纸。
6. 大鼠。

【实验操作】

1. 酶液的制备

（1）处死大鼠，解剖取出肾脏，剥去外层脂肪，将肾脏剪碎，用表面皿称取 2~3g 置于匀浆器中，加蒸馏水 6ml 磨成匀浆（在冰浴中）。

（2）将匀浆倒入 2 支小试管，用蒸馏水 4ml 涮洗匀浆器内壁，一并倒入 2 支小试管中。配平，2500 转/分离心 3 分钟。

（3）将上清液全部倒入 50ml 量筒中，蒸馏水稀释至 50ml，此为 1∶50 酶储存液（可于冰箱内保存数日）。

（4）使用时取储存液 1ml 稀释至 80ml（1:4000）。

2. 温度对酶促反应速度的影响

（1）取大试管 5 支，按表 8-10 操作。

表 8-10 温度对酶促反应速度影响实验

试剂（ml）	试管 1	试管 2	试管 3	试管 4	试管 5
pH 值为 10.0 缓冲溶液	0.5	0.5	0.5	0.5	0.5
12mmol/L 底物液	0.5	0.5	0.5	0.5	0.5
混匀，冰浴 2~3 分钟					
酶液（1:4000）	-	0.5	0.5	0.5	0.5
保温温度（℃）	37	0	室温	37	56
混匀，分别保温 30 分钟					
酚试剂	0.5	0.5	0.5	0.5	0.5
酶液（1:4000）	0.5	-	-	-	-
0.5mol/L Na₂CO₃ 溶液	3.0	3.0	3.0	3.0	3.0
混匀，置 37℃水浴中保温 15 分钟，取出冷却至室温，以 1 号管为空白对照，在 660nm 波长下比色					
吸光度 A	0				

（2）以吸光度 A 为纵坐标、温度 T 为横坐标作图，观察酶促反应速度和温度的关系，并指出碱性磷酸酶的最适温度。

3. pH 值对酶促反应速度的影响

（1）取大试管 6 支，按表 8-11 操作。

表 8-11 pH 值对酶促反应速度影响实验

试剂（ml）	试管 1	试管 2	试管 3	试管 4	试管 5	试管 6
pH 值为 9.0 缓冲溶液	-	0.5	-	-	-	-
pH 值为 9.5 缓冲溶液	-	-	0.5	-	-	-
pH 值为 10.0 缓冲溶液	0.5	-	-	0.5	-	-
pH 值为 10.5 缓冲溶液	-	-	-	-	0.5	-
pH 值为 11.0 缓冲溶液	-	-	-	-	-	0.5
12mmol/L 底物液	0.5	0.5	0.5	0.5	0.5	0.5
混匀，冰浴 2~3 分钟						
酶液（1:4000）	-	0.5	0.5	0.5	0.5	0.5
混匀，置 37℃水浴中保温 10 分钟						
酚试剂	0.5	0.5	0.5	0.5	0.5	0.5
酶液（1:4000）	0.5	-	-	-	-	-
0.5mol/L Na₂CO₃ 溶液	3.0	3.0	3.0	3.0	3.0	3.0
混匀，置 37℃水浴中保温 15 分钟，取出冷却至室温，以 1 号管为空白对照，在 660nm 波长下比色						
吸光度 A	0					

（2）以吸光度 A 为纵坐标、pH 值为横坐标作图，观察酶促反应速度和 pH 值的关系，并指出碱性磷酸酶的最适 pH 值。

4. 酶浓度对酶促反应速度的影响

（1）取大试管 5 支，按表 8 - 12 操作。

表 8 - 12　酶浓度对酶促反应速度影响实验

试剂（ml）	试管 1	试管 2	试管 3	试管 4	试管 5
pH 值为 10.0 缓冲溶液	0.5	0.5	0.5	0.5	0.5
12mmol/L 底物液	0.5	0.5	0.5	0.5	0.5
蒸馏水	0.5	0.4	0.3	0.2	0.1
混匀，冰浴 2~3 分钟					
酶液（1:4000）	0	0.1	0.2	0.3	0.4
混匀，置 37℃ 水浴中保温 10 分钟					
酚试剂	0.5	0.5	0.5	0.5	0.5
0.5mol/L Na_2CO_3 溶液	3.0	3.0	3.0	3.0	3.0
混匀，置 37℃ 水浴中保温 15 分钟，取出冷却至室温，以 1 号管为空白对照，在 660nm 波长下比色					
吸光度 A	0				

（2）以吸光度 A 为纵坐标、酶浓度 [E]（1:4000）×15 为横坐标作图，观察酶促反应速度和酶浓度的关系。

5. 底物浓度对酶促反应速度的影响

（1）取大试管 6 支，按表 8 - 13 操作。

表 8 - 13　底物浓度对酶促反应速度影响实验

试剂（ml）	试管 1	试管 2	试管 3	试管 4	试管 5	试管 6
pH 值为 10.0 缓冲溶液	0.5	0.5	0.5	0.5	0.5	0.5
3mmol/L 底物液	0	0.1	0	0	0	0
6mmol/L 底物液	0	0	0.1	0	0	0
12mmol/L 底物液	0	0	0	0.1	0.3	0.5
蒸馏水	0.5	0.4	0.4	0.4	0.2	0
混匀，冰浴 2~3 分钟						
酶液（1:4000）	0.5	0.5	0.5	0.5	0.5	0.5
混匀，置 37℃ 水浴中保温 15 分钟						
酚试剂	0.5	0.5	0.5	0.5	0.5	0.5
0.5mol/L Na_2CO_3 溶液	3.0	3.0	3.0	3.0	3.0	3.0
混匀，置 37℃ 水浴中保温 15 分钟，取出冷却至室温，以 1 号管为空白对照，在 660nm 波长下比色						
吸光度 A	0					

（2）以吸光度倒数 $1/A$ 为纵坐标、底物浓度倒数 $1/[S]$ 为横坐标作图，观察酶促反应速度和底物浓度的关系，并求米氏常数 K_m。

【注意事项】

酚试剂呈强酸性，加入后应立即充分混匀，使酶变性失活，终止酶促反应。

【实验讨论】

1. 本实验中测定的吸光度值是否与酶促反应速度成正比？

2. 各组实验试管加入酶液之前都置于冰浴 2~3 分钟，为什么？

3. 本实验都以 1 号管作为空白对照，而不用蒸馏水，为什么？

4. 酚试剂在本实验中起哪些作用？

5. 在酶浓度、底物浓度对酶促反应速度影响的两个实验中，为什么要加入不同量的蒸馏水？

6. 在酶浓度对酶促反应速度的影响实验中，各管的酶浓度分别是多少？

7. 在底物浓度对酶促反应速度的影响实验中，各管的底物浓度分别是多少？

8. 在底物浓度对酶促反应速度的影响实验中，通过实验结果能否求出米氏常数 K_m？能否求出最大反应速度？如果不能，需要增加什么实验内容？

9. 由于本实验中使用的酶液为粗提物，其本身可能存在天然酚类物质，从而影响实验结果（天然酚类含量较少，有时可略去不计）。在温度、pH 值对酶促反应速度影响的两个实验中，空白对照管中也加入了等量酶液（酶液在酚试剂之后加入，并不催化反应），从而对实验结果进行了校正。但在酶浓度对酶促反应速度影响的实验中，并未进行校正。你认为在此情况下测定的吸光度值有何误差？如果要求校正，你将如何设计这个实验？

【临床联系】

1. **酶与疾病诊断**　单一酶的浓度异常可强烈提示某种疾病。例如：血浆谷丙转氨酶（GPT）主要用于肝脏疾病的诊断，是我国目前测定次数最多的酶；血清淀粉酶（AMY）用于评价胰腺外分泌功能，其活性在急性胰腺炎发病后 6~12 小时开始升高，48 小时时开始下降。

2. **酶谱与疾病诊断**　同时测定一组酶，综合分析后可对疾病进行诊断。例如：心肌酶谱是指存在于心肌细胞内的一组酶，主要有肌酸激酶同工酶（CK-BM、CK-MM）、谷草转氨酶（GOT）和乳酸脱氢酶同工酶（LDH_1）。心肌损伤或者坏死导致这些酶的释放，血清中含量增多，因此可诊断早期急性心肌梗死。

实验四　生物氧化——生物氧化酶类定性

【实验目的】

1. 学习和了解脱氢酶的作用和定性检验方法。

2. 学习和了解黄素酶类的作用和定性检验方法。

3. 学习和了解细胞色素体系的作用和定性检验方法。

【实验内容】

1. 脱氢酶的定性。

2. 黄素酶类的定性。

3. 细胞色素体系的定性。

【实验原理】

1. 脱氢酶催化底物氧化脱氢，但不以氧分子为直接受氢体。①在无氧条件下，脱氢酶可以亚甲蓝为直接受氢体，即将蓝色的氧化型亚甲蓝还原成无色的还原型亚甲蓝（又称亚甲白）。②还原型亚甲蓝易被空气氧化，重新生成氧化型亚甲蓝。因此，实验过程中需使反应体系与空气隔绝。

2. 黄素酶类是以 FMN 或 FAD 为辅基的脱氢酶类。FMN 或 FAD 中的核黄素能接收来自代谢物（如琥珀酸）或辅助因子（如 NADH、NADPH）的氢原子，并直接传递给氧分子（氧化酶），或通过呼吸链传递给氧分子（脱氢酶），从而起递氢作用。

在无氧条件下，黄素酶类可将氢原子传递给亚甲蓝。例如：牛奶中的黄嘌呤氧化酶就是一种黄素酶，能催化水合甲醛脱氢并传递给亚甲蓝。

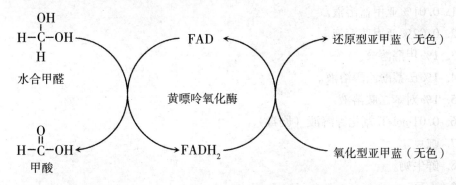

3. 细胞色素是缀合蛋白质，含血红素。呼吸链中的细胞色素 b、c_1、c、aa_3 都直接参与电子传递，其中细胞色素 aa_3 是细胞色素 c 氧化酶（呼吸链复合体Ⅳ）的主要成分，催化把细胞色素 c 传递的电子传递给氧分子。

$$细胞色素\ b、c_1 \rightarrow 细胞色素\ c \rightarrow 细胞色素\ aa_3 \rightarrow O_2$$

如果在含有细胞色素和细胞色素 c 氧化酶的组织中加入α-萘酚和对苯二胺，则二者被细胞色素氧化生成蓝色的靛酚蓝。

HO α-萘酚 ＋ 对苯二胺 H_2N — NH_2 → 氧化型细胞色素 ← H_2O

靛酚蓝（蓝色） → 还原型细胞色素 ← $0.5O_2$

氰化钾可以抑制细胞色素 c 氧化酶。

【实验器材】

1. 试管及试管架。
2. 水浴箱。
3. 小烧杯。
4. 表面皿。
5. 解剖刀。
6. 滴管。

【试剂与材料】

1. 0.01%亚甲蓝溶液。

2. 0.02%亚甲蓝溶液。

3. 1%甲醛溶液。

4. 1%α-萘酚乙醇溶液。

5. 1%对苯二胺溶液。

6. 0.01mol/L 氰化钾溶液（剧毒）。

7. 豌豆。

8. 鲜牛奶。

9. 土豆。

【实验操作】

1. 脱氢酶定性

（1）取膨胀豌豆 6 粒，剥去种皮，分开两片子叶，分别放入 2 支试管内，其中一支试管内加入少量蒸馏水，煮沸 5 分钟，把水倒掉。分别向 2 支试管内加入适量 0.01%亚甲蓝溶液（淹没种子为止）染色 5～10 分钟，倒掉亚甲蓝溶液，用蒸馏水冲洗掉亚甲蓝，此时豌豆呈蓝色。

（2）向 2 支试管内加入蒸馏水至试管口，置 37℃水浴中保温 1 小时，取出观察种子颜色变化。

（3）把 2 支试管内的蒸馏水倒掉，把豌豆分别倒入 2 只小烧杯，杯底垫有滤纸以吸去水分。观察种子颜色变化。

（4）把 2 只小烧杯内的豌豆分别倒入 2 支试管内，加入蒸馏水至试管口，置 37℃水浴中保温 1 小时，取出观察种子颜色变化。

2. 黄素酶类定性

（1）取试管 2 支，均加入 1%甲醛溶液 1ml、0.02%亚甲蓝溶液 0.5ml。

（2）分别加入新鲜牛奶和煮沸牛奶，置 40℃水浴中保温，观察颜色变化，记录时间。

3. 细胞色素和细胞色素 c 氧化酶定性

（1）取表面皿 2 个，各放置土豆切片 1 片，其中一个表面皿的土豆切片上滴加 0.01mol/L 氰化钾溶液数滴。

（2）在 2 个表面皿的土豆切片上各滴加 1%α-萘酚乙醇溶液与 1%对苯二胺溶液的等体积混合液数滴。观察土豆切片颜色变化。

【实验讨论】

1. 生物氧化的特点是什么？

2. 脱氢酶定性实验中为什么要把豌豆两片子叶分别放入 2 支试管内做平行实验？

可否使用整粒豌豆? 蒸馏水加至试管口的目的是什么?

3. 脱氢酶类定性实验中主要是哪类酶在起作用? 其辅助因子是什么?
4. 解释脱氢酶定性实验中的现象。
5. 说明黄素酶类在呼吸链中的地位和作用。
6. 写出生物体内两条呼吸链成分的排列顺序。
7. 呼吸链中有哪些细胞色素? 其各自功能有何异同?
8. 细胞色素的化学本质是什么? 其辅基和金属离子是什么?
9. 本实验是如何证明细胞色素体系作用的? 对照实验是如何设计的?

【临床联系】

生物氧化通过合成高能化合物(特别是 ATP)直接为生命活动提供能量。生物氧化的另一个结果是产生自由基(或活性氧)。氧自由基在生命活动中起重要作用,例如参与解毒、免疫防御、一些重要活性物质的合成等。不过,一旦氧自由基的产生速度超过机体清除能力时,即可损伤机体,包括脂质过氧化、蛋白质的糖化氧化、核酸和染色体损伤等。

实验五 电泳技术——血清蛋白质与血浆脂蛋白电泳

【实验目的】

1. 学习运用电泳法分离混合物。
2. 掌握蛋白质和脂蛋白电泳的原理。
3. 比较血清蛋白质和血浆脂蛋白电泳后分离出的区带,分析两者间的关系。

【实验内容】

1. 血清蛋白质电泳。
2. 血浆脂蛋白电泳。

【实验原理】

电泳原为胶体特性之一,是指带电荷胶体颗粒在电场中定向移动,带正电荷的向负极移动,带负电荷的向正极移动,质量小、带电荷多的移动快,质量大、带电荷少的移动慢;现指以此为基础建立的一类技术,常用于蛋白质等大分子研究,例如分析分离混合样品中蛋白质成分、鉴定蛋白质样品中杂蛋白含量、测定蛋白质分子量和等电点等。

(一)血清蛋白质醋酸纤维薄膜电泳

醋酸纤维薄膜常被用作区带电泳的支持物,它具有均一的泡沫状结构(厚约120μm),渗透性强,对分子移动无阻力,而且具有分离速度快、样品用量少、区带清晰无吸附等优点,已广泛用于血清蛋白质、血浆脂蛋白、血红蛋白、糖蛋白、酶的电泳分离等方面。不过醋酸纤维薄膜吸水性差,可因水的蒸发而影响电泳,因此电泳应在密闭电泳槽中进行。

　　血清中各种蛋白质有其各自的等电点，它们在 pH 值高于其等电点的溶液中带负电荷，在电场中向正极移动。由于各种血清蛋白质的等电点不同，在同一 pH 值条件下所带电荷量不同，且各蛋白质分子的大小和形状也不同，因此在电场中移动的速度不同。

　　血清蛋白质的等电点大都低于 7.0，电泳常在 pH 值为 8.6 的条件下进行。醋酸纤维薄膜电泳可把血清蛋白质分离成白蛋白、α₁、α₂、β、γ 球蛋白五条区带。电泳分离后将薄膜置于蛋白质染液（如丽春红 S 中），使蛋白质固定并染色，即可看到清晰的区带。

丽春红 S

　　将电泳分离的区带进行显色后，用光密度计扫描，可计算出各区带成分的百分含量。

（二）血浆脂蛋白琼脂糖凝胶电泳

　　琼脂糖是从红色海藻产物琼脂中提取的一种多糖，由 D-半乳糖和 3,6-脱水-L-半乳糖以 β-1,4-糖苷键和 α-1,3-糖苷键交替连接构成。琼脂糖本身不吸收紫外线，并且琼脂糖凝胶含水量大（98% ~99%），电泳速度快，样品区带整齐，容易染色或回收，分辨率高，重复性好，所以常作为电泳支持物。

琼脂糖二糖单位

　　血浆脂蛋白是脂类在血液中的存在形式和转运形式，由脂类和载脂蛋白构成。脂类一般不带电荷（个别甘油磷脂带少量负电荷），而载脂蛋白与血液中的其他蛋白质一样，在 pH 值为 8.6 的条件下带负电荷，在电场中向正极移动。由于各种血浆脂蛋白颗粒大小不同，并且所含载脂蛋白的种类和数量不同导致所带电荷量不同，因此在电场中的泳动速度也不一样，可以通过电泳进行分离分析。

　　将血浆脂蛋白先用脂类染料（如苏丹黑 B 或油红 O 等）预染，再进行电泳分离，可按泳动快慢分出 α 脂蛋白、前 β 脂蛋白、β 脂蛋白和乳糜微粒四条区带。

苏丹黑B 油红O

【实验器材】

1. 电泳仪、电泳槽。
2. 点样器、平头（无齿）镊子。
3. 光密度计。

【试剂与材料】

1. 巴比妥缓冲溶液（pH值为8.6，离子强度I为0.075。巴比妥钠15.4g、巴比妥2.76g、EDTA 0.29g，先溶解，再加入水至1000ml）。

2. 琼脂糖凝胶缓冲液（Tris 1.212g、EDTA 0.29g、NaCl 5.85g，先溶解，再加入水至1000ml）。

3. 琼脂糖凝胶（琼脂糖0.5~0.8g，加入琼脂糖凝胶缓冲液50ml、水50ml，在沸水浴中加热溶解）。

4. 苏丹黑染色液（将苏丹黑B加到无水乙醇中至饱和，振荡使乙酰化，用前过滤）。

5. 0.4%丽春红S。

6. 漂洗液（3%乙酸）。

7. 透明液（冰乙酸25ml和95%乙醇75ml，混匀）。

8. 醋酸纤维薄膜、滤纸。

9. 血清、血浆。

【实验操作】

（一）血清蛋白质醋酸纤维薄膜电泳

1. **点样** 将（1~2.5）cm×8cm的醋酸纤维薄膜浸入巴比妥缓冲溶液中充分浸泡5~20分钟，用平头（无齿）镊子取一条薄膜（整个点样过程中，手勿直接与薄膜接触，并避免薄膜完全风干），滤纸吸去表面挂水。用点样器沾少量血清（不可太多），于薄膜的无光泽面距一端1.5~2cm处平直点样（迅速压一下），使血清通过点样器印在薄膜上，点样时需用力均匀（图8-5）。待血清渗入薄膜后，将薄膜无光泽面（点样面）向下，两端紧贴在电泳槽的四层滤纸桥上，并在滤纸桥支架上绷紧，点样端置于负极端，注意点样区勿接触滤纸桥（图8-6）。

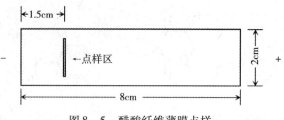

图 8－5　醋酸纤维薄膜点样

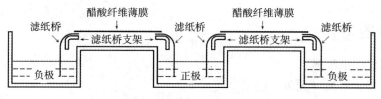

图 8－6　醋酸纤维薄膜电泳槽截面

2. 电泳　盖上电泳槽盖，先平衡 3～5 分钟，然后通电。调节电压 110～160V，电流 0.4～0.6mA/cm，电泳时间 45～60 分钟。

3. 显色　关闭电源，用镊子将薄膜取出，用滤纸吸干，直接浸于 0.4% 丽春红染液中 3～5 分钟，取出后用漂洗液漂洗 3～4 次，至背景完全无色为止。

4. 定量

（1）剪切比色法：将漂洗干净的薄膜吸干，剪下各染色区带放入相应的试管中，同时剪下与白蛋白区带宽度相当的空白薄膜作为空白对照，在白蛋白管内加入 0.4mol/L 氢氧化钠 6ml（最后吸光度值×2），其余各管中加入 0.4mol/L 氢氧化钠 3ml，振摇数次，置 37℃ 水浴中 20 分钟，使其染料溶出。在 580nm 波长下比色，计算各组分的含量。

（2）扫描定量法：薄膜完全干燥后，浸于透明液中 20 分钟，取出平贴于干净玻璃板上（注意应排出气泡），干燥后即得背景透明的电泳图谱，用光密度计扫描绘出电泳曲线，根据曲线下面积得出各组分的百分比。

（二）血浆脂蛋白琼脂糖凝胶电泳

1. 预染血浆　取血浆 0.2ml 置于一小试管中，加入苏丹黑 B 染色液 0.02ml，混匀后置 37℃ 水浴中预染 30 分钟。取出，2000 转/分离心 5 分钟，取上清液备用。

2. 制备琼脂糖凝胶板　将 0.5%～0.8% 琼脂糖凝胶置于沸水浴中加热溶化，吸 2.5～3ml，均匀平铺到一洁净载玻片上，静置待凝（约需 30 分钟）。

3. 点样　准备 2 片 0.2cm×1.2cm 滤纸，重叠在一起，滴加约 0.02ml 预染血浆，然后垂直插入已凝固的琼脂糖凝胶，插入点距一端约 2cm。

4. 电泳　将琼脂糖凝胶板平置于电泳槽内，样品端置于负极。把用巴比妥缓冲液浸湿的四层滤纸搭在凝胶板两端，接通电源，以 10V/cm 电压电泳 40～50 分钟，切断电源。

5. 定量

（1）切割比色法：将凝胶板上各脂蛋白区带切下，分别置于装有 3ml 蒸馏水的试管内。切相应大小的空白琼脂糖，置于一支装有 3ml 蒸馏水的试管内，作为空白对照。各试管置沸水浴中加热 3 分钟，使琼脂糖溶解，取出冷却至室温。以空白对照调零点，在 660nm 波长下比色，记录吸光度，计算各区带吸光度的百分比。这种半定量方法不够准确，误差较大。

（2）扫描定量法：直接用光密度扫描仪扫描琼脂糖凝胶板，得出各区带的百分比。如果输入该病人的脂蛋白总量，即可分析各类脂蛋白的含量。

【注意事项】

1. 血清蛋白质各组分的正常值见表 8 - 14。血清标本的制备过程中若发生溶血，β 球蛋白会偏高。

表 8 - 14　血清蛋白质

血清蛋白质	等电点	分子量（kDa）	占总蛋白比例（%）
白蛋白	4.64	69	57 ~ 68
α_1 球蛋白	5.06	20	1 ~ 5.7
α_2 球蛋白	5.06	300	4.9 ~ 11.2
β 球蛋白	5.12	90 ~ 120	7 ~ 13
γ 球蛋白	6.85 ~ 7.3	156 ~ 950	9.8 ~ 18.2

2. 血浆脂蛋白电泳正常参考值（百分比）：α 脂蛋白 30% ~ 47%，前 β 脂蛋白 4% ~ 16%（较难显出），β 脂蛋白 48% ~ 68%。空腹 12 小时后血浆中无乳糜微粒。

3. 电泳完毕正负两极缓冲溶液的 pH 值会发生变化，再次电泳时，应改变电场方向，即将正极与负极互换，或将正负电极槽内的缓冲溶液倒出，混合后倒回电极槽内。

4. 导致醋酸纤维薄膜电泳失败的原因

（1）电泳图谱不整齐，可能的原因有：醋酸纤维薄膜未完全浸透；点样不均匀；温度过高使醋酸纤维薄膜局部干燥或水蒸发；缓冲溶液变质；电泳时薄膜未放正，电流方向与薄膜方向不平行。

（2）各组分分离不佳，可能的原因有：薄膜结构过于致密，透水性差，导电性差；点样过多；电流过小。

（3）染色后，白蛋白中部着色浅，可能的原因有：染色时间不足；染色液陈旧；蛋白质含量过高。

（4）透明膜上有气泡，可能的原因有：玻璃片上有油脂；贴膜时有气泡。

5. 丽春红 S 带负电荷，可以与蛋白质的碱性氨基酸残基结合，同时也可以与蛋白质的非极性部位结合，从而形成红色区带。不过，丽春红 S 对蛋白质的染色是可逆的，染色后可以用蒸馏水、磷酸盐缓冲液（PBS）或其他适当溶液洗去。

【实验讨论】

1. 血清和血浆的区别是什么？本实验用血清做蛋白质电泳，用血浆做脂蛋白电泳，如果调换一下，结果会有所不同吗？同学们可进行实验验证。

2. 本实验中，血清蛋白质采用了先电泳后染色的方法，而血浆脂蛋白采用了先染色后电泳的方法，两者的顺序是否能进行调换？同学们可在实验中统筹安排，进行验证。

3. 血浆脂蛋白琼脂糖凝胶电泳实验血浆样品采自饥饿实验大鼠，若选用饱食大鼠的血浆样品，实验结果会有不同吗？为什么？

4. 查阅资料，了解用于蛋白质或脂蛋白染色的各种染料各有何优缺点。如果由你来选择染料，你会选择什么？

5. 比较血清蛋白质和血浆脂蛋白电泳后分离出的区带，分析两者间的关系。

【临床联系】

在疾病情况下血清蛋白质电泳图谱可以出现各种特征性变化。例如：①肝硬化患者白蛋白减少，γ球蛋白显著增多，典型者β区带和γ区带融合。②肾病综合征患者白蛋白减少，α_2和β球蛋白显著增多，γ球蛋白不变或相对下降。③恶性浆细胞病（如骨髓瘤）患者γ球蛋白区呈现色泽深染的窄区带，称为M蛋白。

M蛋白（M protein, monoclonal protein, monoclonal immunoglobulin, myeloma protein, M-spike）：因其多见于多发性骨髓瘤（multiple myeloma）、巨球蛋白血症（macroglobulinemia）及恶性淋巴瘤（malignant lymphoma），这些疾病的名称字头都是M，故得名。

实验六　层析技术——氨基酸转氨基作用与氨基酸的纸层析

【实验目的】

1. 学习运用纸层析法分离混合物的基本原理。
2. 掌握纸层析的操作方法。

【实验内容】

1. 氨基酸转氨基。
2. 氨基酸纸层析法。

【实验原理】

1. **氨基酸转氨基**　转氨基作用在氨基转移酶的催化下进行。氨基转移酶在生物体内广泛存在。本实验选用肌肉组织（或肝组织）谷丙转氨酶，催化谷氨酸与丙酮酸进行转氨基，生成丙氨酸和α-酮戊二酸。

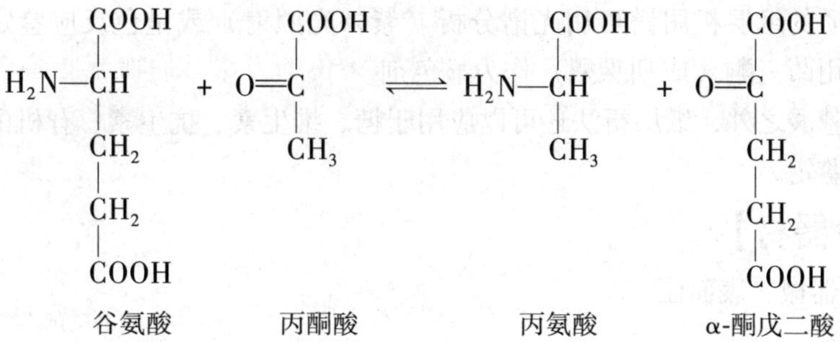

$$\begin{array}{ccccc}
\text{COOH} & & \text{COOH} & & \text{COOH} & & \text{COOH} \\
| & & | & & | & & | \\
\text{H}_2\text{N}-\text{CH} & + & \text{O}=\text{C} & \rightleftharpoons & \text{H}_2\text{N}-\text{CH} & + & \text{O}=\text{C} \\
| & & | & & | & & | \\
\text{CH}_2 & & \text{CH}_3 & & \text{CH}_3 & & \text{CH}_2 \\
| & & & & & & | \\
\text{CH}_2 & & & & & & \text{CH}_2 \\
| & & & & & & | \\
\text{COOH} & & & & & & \text{COOH}
\end{array}$$

谷氨酸 　　　　 丙酮酸 　　　　 丙氨酸 　　　　 α-酮戊二酸

为了观察转氨基作用，应防止丙酮酸被组织中的其他酶氧化或还原，为此可用溴乙酸（或碘乙酸，属于烷化剂，是以羟基、巯基、羧基、硫醚基、咪唑基等为必需基团的酶的不可逆抑制剂）抑制酵解作用和氧化作用。

转氨基反应之后，用纸层析法进行分离与鉴定。

2. 氨基酸纸层析　　纸层析是分配层析的一种（但一般认为其同时存在吸附作用和离子交换作用），此法的原理是根据不同物质在互不相溶的两种溶剂中的分配系数不同而将其分离。

纸层析过程和连续的溶剂萃取法极为相似。在进行溶剂萃取时，加入一种与原溶剂不相混合的溶剂，振荡时，溶质就在这两种溶剂中进行分配。达到平衡时，溶质在两种溶剂中的浓度比是一定的，这个比值称为分配系数。

一种物质在一种层析系统中的分配系数，在一定温度下是一个常数。

分配系数的大小因溶质及溶剂的性质不同而不同。如果将两种溶剂的一种作为固定相吸附在惰性支持物（例如滤纸）上，再用另一种溶剂作为流动相来展层，所得到的结果将和连续的溶剂萃取法是一致的。分配系数通常用 α 表示。

$$\alpha = \frac{\text{溶质在固定相的浓度}}{\text{溶质在流动相的浓度}}$$

纸层析以滤纸作为惰性支持物。滤纸纤维上的羟基具有亲水性，能吸附一层水作为固定相。用有机溶剂作为流动相，流动相流经惰性支持物时，与固定相之间连续抽提，使溶质成分在两相之间不断分配而得到分离。

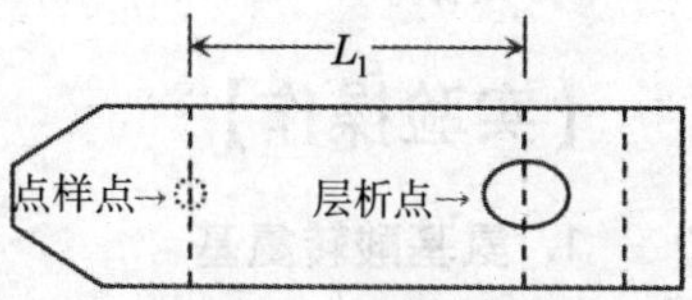

例如：在滤纸的一端点上少量的待分析氨基酸混合物，再用一种水饱和的酚溶液（与水不相混合）从该端展层。当酚溶液在滤纸上迁移一段距离后，由于混合物中各氨基酸成分在水与该溶剂中的分配系数不同，它们在滤纸上迁移的距离也就不同，得以分离形成层析点，称为层析图谱。

图 8-7　纸层析

层析图谱中层析点的位置用 R_f 值来表示：

$$R_f = \frac{\text{点样点到层析点中心的距离 } L_1}{\text{点样点到溶剂前沿的距离 } L_2}$$

在一定条件下某种物质的 R_f 值是常数，其大小主要受以下因素影响：物质的结构、性质、纯度、点样量，溶剂系统的性质、pH 值，滤纸质量、质地，层析条件（温度、时间）。

无色物质的纸层析图谱可用光谱分析（紫外光照射）或呈色反应鉴定。氨基酸纸层析图谱常用茚三酮（或吲哚醌）作为显色剂。

除了氨基酸之外，纸层析法还可以应用于糖、维生素、抗生素、有机酸等小分子物质的分离和鉴定。

【实验器材】

1. 手术器械、表面皿。

2. 离心机。

3. 水浴振荡器。

4. 层析缸、点样器（20μl 吸头）、滤纸条（竖纹）、直尺、培养皿。

5. 烘箱（内铺大滤纸）。

【试剂与材料】

1. 1/15mol/L 磷酸缓冲溶液（pH 值为 7.4，1/15mol/L 磷酸二氢钾溶液和 1/15mol/L 磷酸氢二钠溶液以 1:4 体积比混合配制）。

2. 1% 谷氨酸溶液（用 KOH 中和）。

3. 1% 丙酮酸溶液（用 KOH 中和）。

4. 0.1% $KHCO_3$ 溶液。

5. 0.025% 溴乙酸溶液（用 KOH 中和）。

6. 15% 三氯乙酸溶液。

7. 用水饱和的苯酚溶液（将重蒸馏酚在水浴中加热熔化，量取 50ml，与 25ml 蒸馏水在分液漏斗中充分混匀，置于暗处过夜，分成两层。收集下层清液，放入棕色瓶中保存）。

8. 0.2% 茚三酮乙醇溶液。

9. 大鼠。

【实验操作】

1. 氨基酸转氨基

（1）肌肉糜酶液的制备：处死大鼠，取后腿肌肉低温条件下剪碎，用表面皿称取 10g，放入匀浆器中，再加入磷酸缓冲溶液 30ml，研成匀浆，2500 转/分离心 5 分钟，取上清液，即为肌肉糜酶液。

（2）肝糜酶液的制备：处死大鼠，解剖取出肝脏，低温条件下剪碎，用表面皿称取 1.5g，放入匀浆器中，再加入磷酸缓冲溶液 3ml，研成匀浆，2500 转/分离心 5 分钟，取上清液，即为肝糜酶液。

（3）取试管 2 支，按表 8-15 操作。

表 8 - 15 氨基酸转氨基

试剂（滴）	1	2
肌肉糜（或肝糜）酶液	10	10
15% 三氯乙酸	10（混匀，静置 15 分钟）	–
1% 谷氨酸溶液	10	10
1% 丙酮酸溶液	10	10
0.1% $KHCO_3$ 溶液	10	10
0.025% 溴乙酸溶液	5	5
	混匀，置 40℃ 水浴中振荡 30 分钟	
15% 三氯乙酸	–	10

（4）2 支试管分别离心，2500 转/分离心 5 分钟，上清液转移到另一试管，加塞，置低温处，作为纸层析样品 1、样品 2 备用。

2. 氨基酸纸层析

（1）准备：取层析用的滤纸条（15cm×2cm）一张（注意手指不可接触纸面，以免影响实验结果），下端剪成楔形。用铅笔在距离滤纸下端 2cm 处画一条直线（原线），将此线分成三等份，以中间两点（原点）为圆心画两个直径约 2mm 的圆圈，标号 1、2。

（2）点样：用两个 20μl 的微量移液器吸头，各沾取样品 1 和样品 2，分别点在两个圆圈内，注意勿使样品溶液扩散到圈外。干燥后（可用电吹风吹干）重复点样，共点 3 次，以保证上样量。

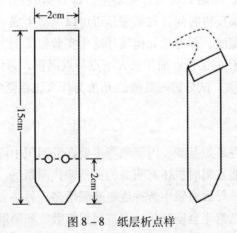

图 8 - 8 纸层析点样

（3）展层：将滤纸条上端折叠，用棉线悬挂垂入准备好的层析缸（或大试管）中（层析缸或大试管中装有用水饱和的苯酚溶液，溶液高度约 1.5cm），并调节其高度，使下端浸入苯酚溶液内（注意：点样圆圈要高出液面约 0.5cm，滤纸条要保持竖直状态，且不能接触层析缸壁），然后把层析缸的盖子盖好，开始展层。当溶剂展层前沿至 7~10cm 高时（需 45~60 分钟），用直尺在层析缸外量出溶剂前沿至原线的距离，记录数据。小心取出滤纸条，置80℃烘箱中烘干，使苯酚蒸发，至滤纸条无酚味为止（约需5分钟）。

（4）显色：将滤纸条在盛有0.2%茚三酮乙醇溶液的培养皿内沾湿（从滤纸下端至溶剂前沿处），置80℃烘箱中烘干，可见在滤纸的不同位置有蓝紫色的斑点出现。

（5）分析：计算各斑点的 R_f 值，判定样品1、样品2分别含有何种氨基酸。

【注意事项】

1. 苯酚有强腐蚀性，实验时应戴口罩和手套防护，避免沾到皮肤及衣物上。若沾到皮肤上，应立即用70%乙醇擦洗。苯酚易挥发，吸入后易损伤呼吸道黏膜，故盛有苯酚的层析缸应随时盖好。

2. R_f 正常参考值：丙氨酸 $R_f = 0.6$，谷氨酸 $R_f = 0.3$。

【实验讨论】

1. 在氨基酸转氨基实验中，两支试管在不同时刻加入15%三氯乙酸10滴，是何目的？

2. 在氨基酸纸层析实验中，重复点样操作，两次点样之间为什么需要干燥？

3. 在氨基酸纸层析实验中，将滤纸条放入层析缸时，要使滤纸条不触壁，且原线高出展层液面，为什么？

4. 在氨基酸纸层析实验显色操作时，滤纸条用0.2%茚三酮乙醇沾湿后，需经烘干后才会显色，为什么？

5. 本实验结果表明，样品2含两种氨基酸，即谷氨酸和丙氨酸。你认为这是否说明反应不彻底？如果延长反应时间，谷氨酸是否可以全部生成 α-酮戊二酸？如果要求反应后层析时只检出丙氨酸，你考虑如何设计这个实验？

6. 实验结果中观察到的层析点面积远大于点样点面积，为什么？

7. 根据氨基酸的性质，试分析丙氨酸的 R_f 值为什么比谷氨酸大？

【临床联系】

大多数氨基酸如芳香族氨基酸、丙氨酸等主要在肝组织中降解，而支链氨基酸主要在肌组织中降解。肝功能衰竭时机体有明显的氨基酸代谢紊乱：一方面，芳香族氨基酸在肝组织中的降解减少，导致血浆中芳香族氨基酸增多；另一方面，肝功能衰竭导致胰岛素灭活减慢，血浆胰岛素半衰期延长，促进肌组织吸收和降解支链氨基酸，导致血浆中支链氨基酸减少。

生理条件下，血浆支链氨基酸/芳香族氨基酸比值为3.0~3.5；慢性肝病时可降至2左右；若比值降至1左右，意味着血浆中芳香族氨基酸增多并大量进入脑组织，导致肝性脑病。

第九章 综合实验

本节要求

1. 思考总结机体在不同状态如饥饿、特定疾病时的调节方式，可能受影响的生物化学指标以及与临床诊断之间的联系。

2. 了解血液和组织常用生物化学指标的检测原理和方法。

3. 了解动物模型如肝损伤模型的制备方法。

实验一 代谢调节——饱食、饥饿大鼠代谢对比

【实验目的】

1. 比较饱食和饥饿大鼠血浆和肝组织的部分代谢物水平。

2. 了解血浆和肝组织部分常规指标的测定原理。

【实验内容】

1. 大鼠血浆和肝组织标本的采集。

2. 大鼠血浆和肝组织酶和代谢物的测定。

【实验原理】

（一）大鼠血浆和肝组织标本的采集

1. 血浆分离 血液标本采集后，如不做特殊处理，会发生凝血，获得的透明液体称为血清。若要获取血浆标本，需预先对采血工具做抗凝处理。临床上常使用经肝素抗凝处理的注射器采血。

2. 肝组织标本处理 肝组织标本的采集方法依据待分析物性质的不同而不同。本实验中分别测定其肝糖原与甘油三酯的含量及葡萄糖-6-磷酸酶的活性。

（1）糖原提取：糖原不溶于乙醇但溶于热水，为此可先用三氯乙酸使肝组织的酶和其他蛋白质变性沉淀，离心或过滤获得含糖原的溶液，再用乙醇使糖原析出，溶于热

水，获得糖原溶液。

（2）甘油三酯提取：用氯仿-甲醇抽提液（2∶1，V/V）进行抽提可获得含甘油三酯的脂类。

＊血清甘油三酯提取：可以用正庚烷-异丙醇抽提液（2∶3.5，V/V）按血清∶抽提液∶0.04mol/L H_2SO_4 ＝1∶1∶0.3（V/V）进行抽提，边加边摇，加完后剧烈振摇15秒，静置分层，取上层，可用于皂化。

（3）酶液获取：使用组织裂解液，使细胞内的酶蛋白充分释放，需注意低温获取，以避免酶活性的损失。

（二）大鼠血浆和肝组织酶和代谢物的测定

1. 血糖　血糖是指血浆或血清中的游离葡萄糖。临床上常用葡萄糖氧化酶法测定血糖。

（1）葡萄糖氧化酶是一种以FAD为辅助因子的黄素酶，催化β-D-葡萄糖氧化，生成葡萄糖酸-δ-内酯，并释放过氧化氢。

β-D-葡萄糖　　　　　　　　葡萄糖酸-δ-内酯

（2）过氧化物酶催化过氧化氢与4-氨基安替比林、苯酚反应，生成红色醌亚胺类化合物。

苯酚　　4-氨基安替比林　　　　　　　　醌亚胺类化合物

（3）颜色的深浅与样品中葡萄糖的含量成正比。用酶标仪在500nm波长下比色，可测定样品中的葡萄糖含量。

2. 游离脂肪酸　临床上将C_{10}以上的未酯化脂肪酸称为游离脂肪酸（FFA）。正常血浆中油酸占54%，软脂酸占34%，硬脂酸占6%，此外还有少量月桂酸、肉豆蔻酸和花生四烯酸等。与其他脂类比较，游离脂肪酸在血浆中很少，且易受糖代谢、脂类代谢和内分泌功能等因素影响，血浆中游离脂肪酸半衰期很短（1~2分钟）。

测定血浆游离脂肪酸可用双抗体夹心法、酶法、滴定法、比色法、高效液相层析法等。

（1）双抗体夹心法测定游离脂肪酸：用纯化的游离脂肪酸抗体包被微孔板，制成固相抗体，向包被抗体的微孔中加入游离脂肪酸，再加入辣根过氧化物酶（HRP）标记的游离脂肪酸抗体（酶标抗体），形成抗体-游离脂肪酸-酶标抗体复合物。充分洗涤除去游离酶标抗体，加入含3,3′,5,5′-四甲基联苯胺（TMB）和过氧化氢的底物液。辣根过氧化物酶催化3,3′,5,5′-四甲基联苯胺转化成蓝色的3,3′,5,5′-四甲基联苯胺二亚胺，并在酸的作用下进一步转化，最终呈黄色。

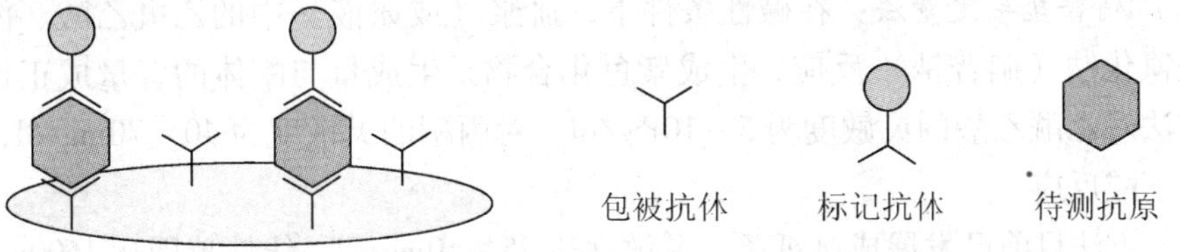

包被抗体　　标记抗体　　待测抗原

图9-1　双抗体夹心法

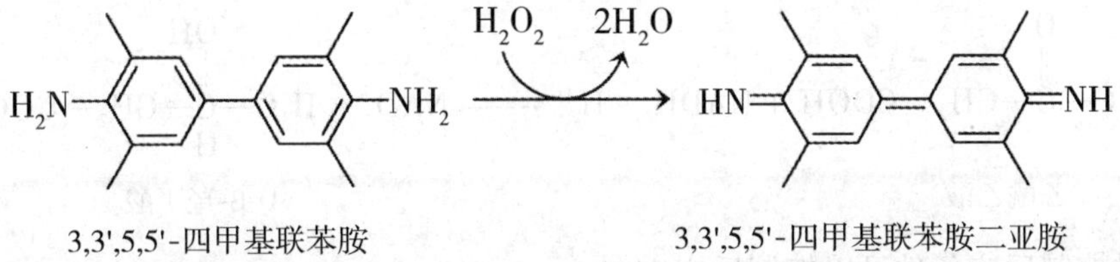

3,3',5,5'-四甲基联苯胺　　　　　　　　　　3,3',5,5'-四甲基联苯胺二亚胺

颜色的深浅与样品中游离脂肪酸的含量成正比。用酶标仪在450nm波长下比色，可测定样品中的游离脂肪酸含量。

（2）酶法测定游离脂肪酸

1）脂酰辅酶A合成酶催化脂肪酸活化，生成脂酰辅酶A。

$$游离脂肪酸 + CoA + ATP \longrightarrow 脂酰CoA + AMP + 焦磷酸$$

2）脂酰辅酶A氧化酶催化脂酰辅酶A氧化，生成反-α,β-烯脂酰辅酶A，并释放过氧化氢。

$$脂酰CoA + O_2 \longrightarrow 反-\alpha,\beta-烯脂酰CoA + H_2O_2$$

3）过氧化物酶催化过氧化氢与4-氨基安替比林、2,4,6-三溴-3-羟基苯甲酸反应，生成红色醌亚胺类化合物。

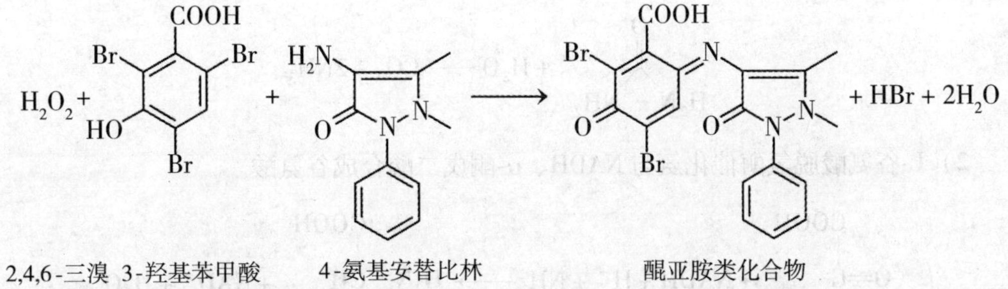

2,4,6-三溴 3-羟基苯甲酸　　　4-氨基安替比林　　　　　　醌亚胺类化合物

4）颜色的深浅与样品中游离脂肪酸的含量成正比。用酶标仪在515nm波长下比色，可测定样品中的游离脂肪酸含量。

酶法测定游离脂肪酸快速且结果准确，易于批量测定。

3. 酮体　酮体包括乙酰乙酸、D-β-羟丁酸和丙酮，是脂肪酸在肝脏分解代谢的产物。生理条件下血液中酮体水平不超过 0.3mmol/L，其中乙酰乙酸、D-β-羟丁酸和丙酮分别占 20%、78% 和 2%，以 D-β-羟丁酸为主。

测定血浆酮体可用硝普盐半定量法、酶法等。

（1）硝普盐半定量法：在碱性条件下，血浆（或尿液）中的乙酰乙酸、丙酮与亚硝基铁氰化钠（硝普钠）反应，生成紫色化合物，生成量与酮体的含量成正比。这种测试方法对乙酰乙酸的灵敏度为 5~10mg/dl，对丙酮的灵敏度为 40~70mg/dl，但不与 D-β-羟丁酸反应。

这一方法目前已发展成试纸条，灵敏度达 25~50mg/dl，线性范围达 1600mg/dl，但仍不能测出 D-β-羟丁酸，对丙酮的灵敏度也较低，因此只是一种简便易行的筛选试验。

（2）酶法：D-β-羟丁酸脱氢酶催化以下可逆反应：

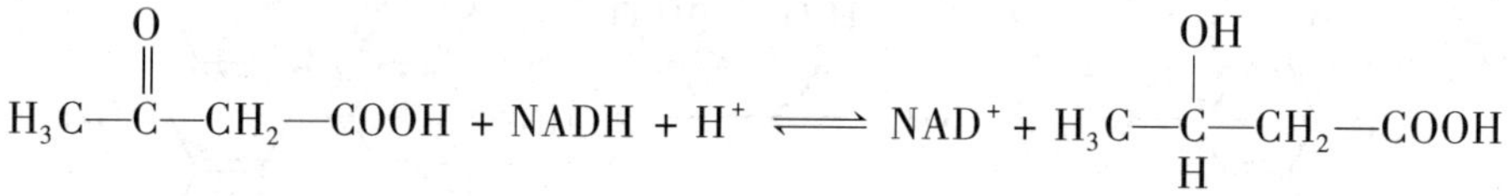

$$H_3C-\overset{\overset{O}{\|}}{C}-CH_2-COOH + NADH + H^+ \rightleftharpoons NAD^+ + H_3C-\overset{OH}{\underset{H}{C}}-CH_2-COOH$$

乙酰乙酸　　　　　　　　　　　　　　　　　D-β-羟丁酸

通过控制反应条件可以控制反应方向：

1）在 pH 值为 7.0 的条件下，反应进行的方向是乙酰乙酸与 NADH 反应生成 D-β-羟丁酸与 NAD$^+$，NADH 的消耗量与样品中的乙酰乙酸含量成正比。用酶标仪在 340nm 波长下比色，可测定样品中的乙酰乙酸含量。

2）在 pH 值为 9.5 的条件下，反应进行的方向是 D-β-羟丁酸与 NAD$^+$ 反应生成乙酰乙酸与 NADH，NADH 的生成量与样品中的 D-β-羟丁酸含量成正比。用酶标仪在 340nm 波长下比色，可测定样品中的 D-β-羟丁酸含量。

4. 尿素　健康成人血浆尿素含量为 1.78~7.14mmol/L，可用尿素酶-谷氨酸脱氢酶法、尿素酶-硝普钠法或二乙酰一肟法测定。

（1）尿素酶-谷氨酸脱氢酶法

1）尿素酶催化尿素水解生成氨。

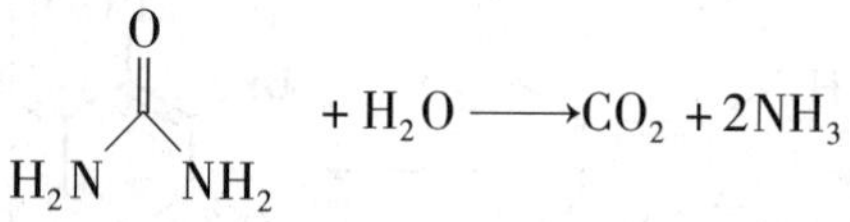

$$H_2N-\overset{\overset{O}{\|}}{C}-NH_2 + H_2O \longrightarrow CO_2 + 2NH_3$$

2）L-谷氨酸脱氢酶催化氨与 NADH、α-酮戊二酸合成谷氨酸。

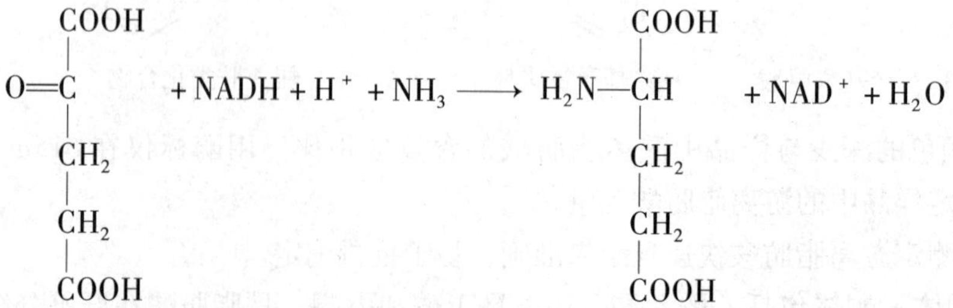

$$O=\overset{COOH}{\underset{\underset{COOH}{\overset{|}{CH_2}}}{\overset{|}{\underset{CH_2}{C}}}} + NADH + H^+ + NH_3 \longrightarrow H_2N-\overset{COOH}{\underset{\underset{COOH}{\overset{|}{CH_2}}}{\overset{|}{\underset{CH_2}{CH}}}} + NAD^+ + H_2O$$

α-酮戊二酸　　　　　　　　　　　　　　　谷氨酸

3）NADH 的消耗量与样品中尿素的含量成正比。用酶标仪在 340nm 波长下比色，可测定样品中的尿素含量。

（2）尿素酶 – 硝普钠法

1）尿素酶催化尿素水解生成氨。

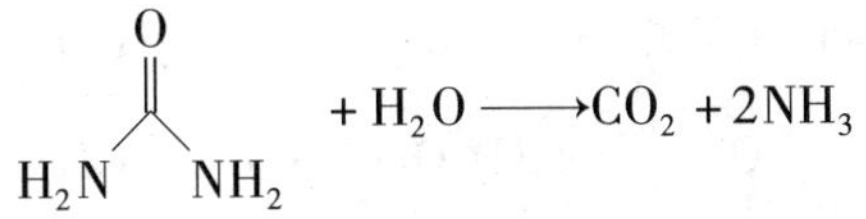

2）氨在硝普钠催化下与碱性次氯酸盐、苯酚反应，生成蓝色靛酚化合物（靛酚蓝反应）。

$$NH_3 + OCl^- \longrightarrow NH_2Cl + OH^-$$

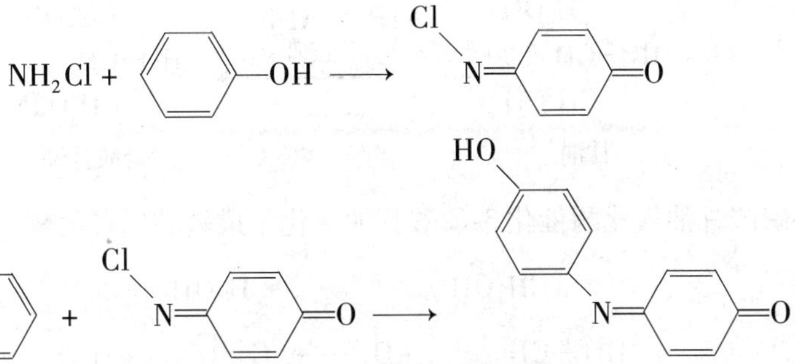

3）颜色的深浅与样品中尿素的含量成正比。用酶标仪在 640nm 波长下比色，可以测定样品中的尿素含量。

（3）二乙酰一肟法

1）二乙酰一肟在强酸性条件下水解生成二乙酰。

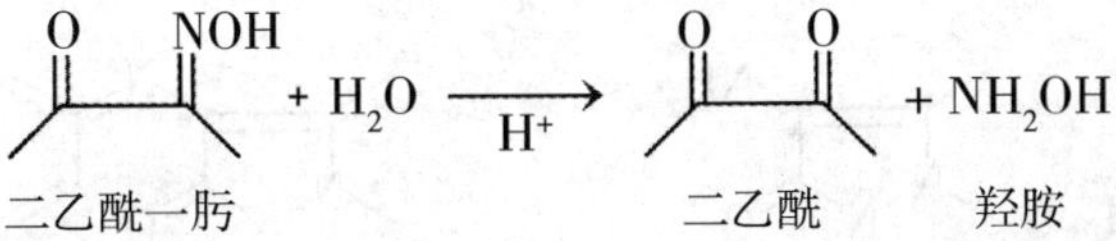

二乙酰一肟　　　　　　　　　二乙酰　　羟胺

2）二乙酰与尿素在强酸加热条件下缩合生成红色的二嗪类化合物。

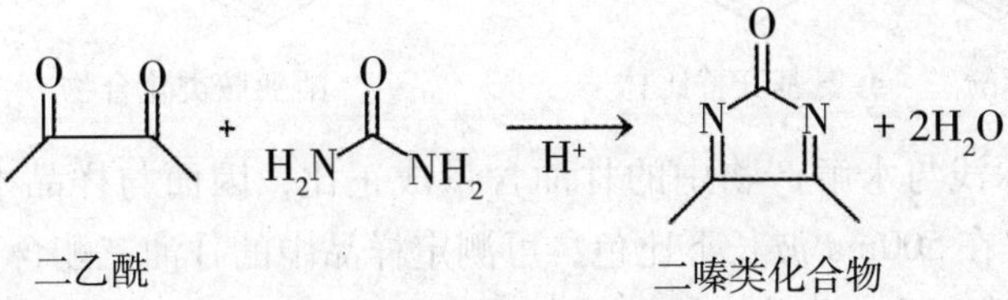

二乙酰　　　　　　　　　　　二嗪类化合物

3）颜色的深浅与样品中尿素的含量成正比。用酶标仪在 540nm 波长下比色，可以测定样品中的尿素含量。

本法灵敏、简单，产生的颜色稳定，但加热时有异味气体产生，故临床上已很少使用。

5. 糖原　糖原在浓酸中可水解生成葡萄糖，然后用葡萄糖氧化酶法进行定量。

6. 甘油三酯 甘油三酯目前多采用酶法测定。该方法操作简便，快速准确，并且能在全自动生化分析仪上进行批量测定。

（1）脂肪酶催化甘油三酯水解生成甘油和脂肪酸。

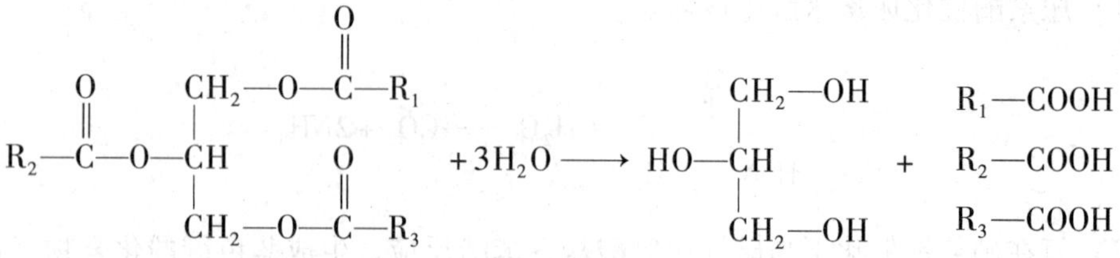

L-甘油三酯　　　　　　　　　　　甘油　　　　　脂肪酸

（2）甘油激酶催化甘油磷酸化生成3-磷酸甘油。

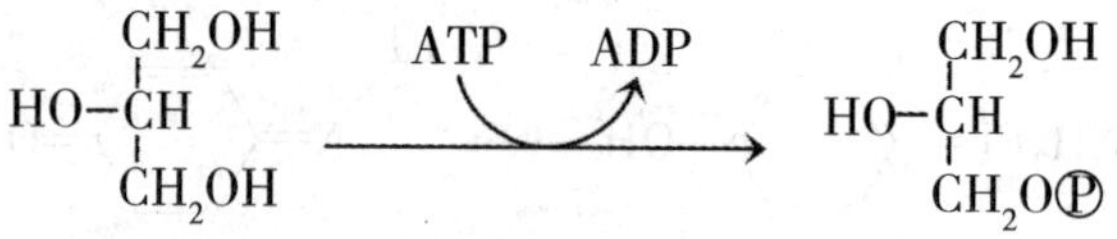

甘油　　　　　　　　　　　3-磷酸甘油

（3）3-磷酸甘油氧化酶催化3-磷酸甘油氧化生成磷酸二羟丙酮，并释放过氧化氢。

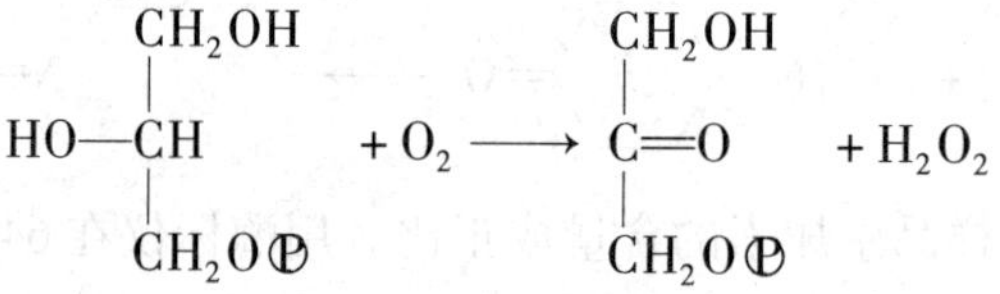

3-磷酸甘油　　　　　磷酸二羟丙酮

（4）过氧化物酶催化过氧化氢与4-氨基安替比林、苯酚反应生成红色醌亚胺类化合物。

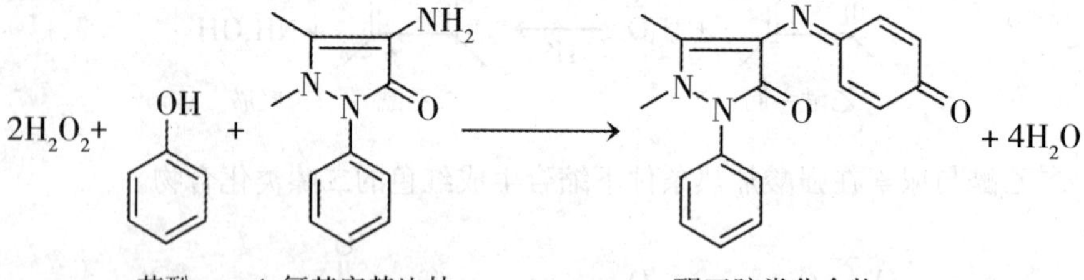

苯酚　　4-氨基安替比林　　　　　　醌亚胺类化合物

（5）颜色的深浅与水解产物中的甘油含量成正比，因而与样品中的甘油三酯含量成正比。用酶标仪在500nm波长下比色，可测定样品中的甘油三酯含量。

7. 葡萄糖-6-磷酸酶 葡萄糖-6-磷酸酶可以用双抗体夹心法测定。

以大鼠为例，用纯化的大鼠葡萄糖-6-磷酸酶抗体包被微孔板，制成固相抗体，向包被抗体的微孔中加入葡萄糖-6-磷酸酶，再加入辣根过氧化物酶（HRP）标记的葡萄糖-6-磷酸酶抗体（酶标抗体），形成抗体－葡萄糖－6－磷酸酶－酶标抗体复合物。彻底洗涤除去游离酶标抗体，加入含3,3′,5,5′四甲基联苯胺（TMB）和过氧化氢的底物液。辣根过氧化物酶催化 3,3′,5,5′-四甲基联苯胺转化成蓝色的 3,3′,5,5′-四甲基联苯胺二亚胺，并在酸的作用下进一步转化，最终呈黄色。

颜色的深浅与样品中葡萄糖-6-磷酸酶的含量成正比。用酶标仪在 450nm 波长下比色，可测定样品中的葡萄糖-6-磷酸酶含量。

【实验器材】

1. 全自动生化分析仪。
2. 手术器械。
3. 过滤用品。
4. 水浴振荡器。
5. 制冰机。
6. 离心机。
7. 注射器。

【试剂与材料】

1. 1.5% 戊巴比妥钠。
2. 5% 三氯乙酸。
3. 95% 乙醇。
4. 氯仿 – 甲醇抽提液（2:1, V/V）。
5. 组织裂解液。
6. 葡萄糖、游离脂肪酸、酮体、尿素、甘油三酯、葡萄糖-6-磷酸酶测定试剂盒。
7. 大鼠。

【实验操作】

（一）大鼠血浆和肝组织的标本采集

1. **动物饲喂**　饱食大鼠给予充足的食物和饮水；饥饿大鼠只给予饮水，禁食 24 小时。

2. **血浆采集**　大鼠腹腔注射 1.5% 戊巴比妥钠 2～3ml 麻醉，腹主动脉取血（所用注射器预先经抗凝处理），2000 转/分离心 5 分钟，上清液为血浆，用于测定血浆葡萄糖、游离脂肪酸、酮体、尿素含量。

3. **肝组织标本的采集**　前述麻醉大鼠解剖取出肝脏，剪碎，分成 3 份，分别称重。

（1）一份加入 5% 三氯乙酸溶液 10ml，研磨，过滤。于滤液中加入等体积 95% 乙醇，混匀，3000 转/分离心 3 分钟。倾去上清液，于沉淀中加入蒸馏水 2ml，置沸水浴中加热约 2 分钟，搅拌，得糖原溶液。加入浓盐酸 10 滴，置沸水浴中加热约 10 分钟。取出冷却，然后用 20% NaOH 中和（约 20 滴），此即为肝糖原水解液，用于糖原测定。

（2）一份加入氯仿 – 甲醇抽提液（2:1, V/V）10ml，研磨，萃取，用于甘油三酯测定。

（3）一份加入预冷的组织裂解液 10ml，冰上研磨，离心，上清液为酶液，置冰浴中备用，用于葡萄糖-6-磷酸酶测定。

（二）大鼠血浆和肝组织酶和代谢物的分析

使用全自动生化分析仪，按仪器和试剂盒说明书的要求进行测定，观察饥饿状态下酶和代谢物水平的变化（表9-1）。

表9-1　大鼠酶和代谢物

标本	指标	饱食	饥饿
血浆	葡萄糖		
	游离脂肪酸		
	酮体		
	尿素		
肝组织	糖原		
	甘油三酯		
	葡萄糖-6-磷酸酶		

【注意事项】

1. 血糖测定的标本可以是血清或血浆，采集血浆不能以柠檬酸盐、EDTA、肝素、草酸盐作为抗凝剂。

2. 血浆采集应尽快，葡萄糖在全血中每小时大约消耗7%，在2℃~8℃条件血浆中葡萄糖可稳定24小时。

3. 葡萄糖氧化酶法测定血糖线性范围：0~20mmol/L（0~360mg/dl）；结果如超出线性范围，可用生理盐水将血浆适当稀释，测定结果再乘以稀释倍数。

4. β-D-葡萄糖是葡萄糖氧化酶的特异底物。无水葡萄糖结晶属于α型，溶于水中发生变旋，2小时后与β型形成平衡，α型占36%，β型占64%。因此葡萄糖标准液需在葡萄糖溶解2小时后才能应用。

5. 葡萄糖氧化酶法测定血糖特异性高，干扰少，但维生素C及谷胱甘肽等还原性物质会导致结果偏低。

【实验讨论】

1. 归纳分析实验中各物质的测定原理。
2. 解释饥饿时各代谢物水平的变化原因。

【临床联系】

1. **血糖**　健康人空腹血糖水平是相当稳定的，全血为3.6~5.3mmol/L（65~95mg/dl），血浆为3.9~6.1mmol/L（70~110mg/dl）。血糖测定常用于内分泌功能的检查。血糖升高常见于甲状腺功能亢进、糖尿病等；血糖降低常见于胰岛素增多症、胰腺癌等。

2. **血清代谢物检测与健康体检**　空腹血糖、血脂（总甘油三酯、总胆固醇、低密度脂蛋白、高密度脂蛋白）、转氨酶、尿素、尿酸、肌酐等的水平可反映机体的糖代谢、脂类代谢能力，并进一步指导评价肝肾功能。

实验二 肝胆生化——肝炎模型动物的代谢观察

【实验目的】

1. 学习大鼠肝炎模型的制备。
2. 熟悉大鼠肝炎模型的酶和代谢物的变化。

【实验内容】

1. 大鼠肝炎模型的制备及其血浆和肝组织标本的采集。
2. 大鼠血浆和肝组织酶和代谢物的测定。

【实验原理】

（一）大鼠肝炎模型的制备

D-氨基半乳糖可以提高肝脏对其他刺激物（如内毒素）的敏感性，导致一系列炎性因子的释放，促进活性氧的产生，引起肝氧化增强、代谢紊乱。其诱导的肝损伤模型比较接近人体肝炎病理改变，是目前研究病毒性肝炎发病机制及其药物治疗的较好模型，适合于保肝新药的筛选与评价。

（二）大鼠血浆和肝组织中酶和代谢物的分析

1. 谷丙转氨酶（GPT）

（1）谷丙转氨酶催化丙氨酸与 α-酮戊二酸发生转氨基反应，生成 L–谷氨酸和丙酮酸。

$$
\begin{array}{ccccccc}
& COOH & & COOH & & COOH & & COOH \\
& | & & | & & | & & | \\
H_2N-CH & + & O=C & \rightleftharpoons & H_2N-CH & + & O=C \\
& | & & | & & | & & | \\
& CH_3 & & CH_2 & & CH_2 & & CH_3 \\
& & & | & & | & & \\
& & & CH_2 & & CH_2 & & \\
& & & | & & | & & \\
& & & COOH & & COOH & & \\
\end{array}
$$

丙氨酸　　　　α-酮戊二酸　　　　谷氨酸　　　　丙酮酸

（2）L-乳酸脱氢酶催化丙酮酸与 NADH 反应生成 L-乳酸。

$$
\begin{array}{ccc}
COOH & & COOH \\
| & & | \\
C=O & + NADH + H^+ \longrightarrow NAD^+ + HO-C-H \\
| & & | \\
CH_3 & & CH_3 \\
\end{array}
$$

丙酮酸　　　　　　　　　　　L-乳酸

（3）NADH 的消耗速度与样品中谷丙转氨酶活性成正比。用酶标仪在 340nm 波长下比色，可测定样品中的谷丙转氨酶活性。

2. 谷草转氨酶（GOT）

（1）谷草转氨酶催化天冬氨酸与 α-酮戊二酸发生转氨基反应，生成 L-谷氨酸和草酰乙酸。

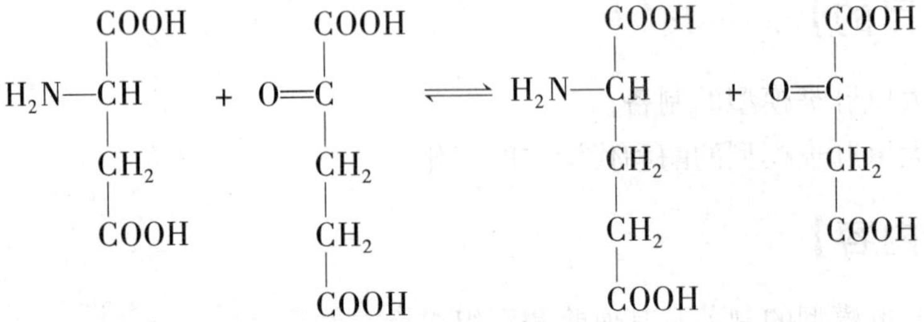

天冬氨酸　　　α-酮戊二酸　　　谷氨酸　　　草酰乙酸

（2）L-苹果酸脱氢酶催化草酰乙酸与 NADH 反应生成 L-苹果酸。

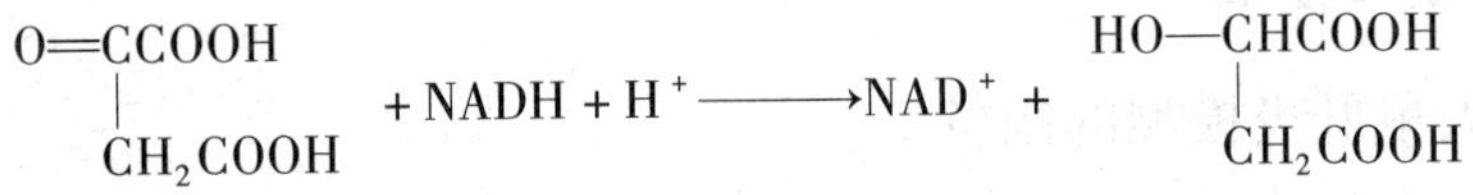

草酰乙酸　　　　　　　　　　　　　　苹果酸

（3）NADH 的消耗速度与样品中谷丙转氨酶活性成正比。用酶标仪在 340nm 波长下比色，可测定样品中的谷丙转氨酶活性。

3. 总胆红素

（1）胆红素氧化酶催化胆红素氧化生成胆绿素和水。

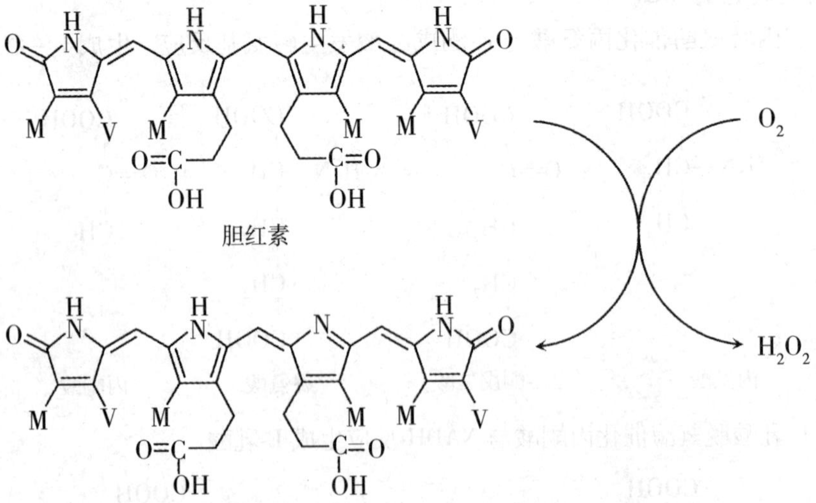

胆红素

胆绿素

（2）胆红素溶液呈黄色，在一定条件下，颜色的深浅与样品中总胆红素的含量成正比。用酶标仪在 450nm 波长下比色，可测定样品中的总胆红素含量。

4. **血浆尿素及肝糖原、甘油三酯、葡萄糖-6-磷酸酶** 检测原理参见"代谢调节——饱食、饥饿大鼠代谢对比"。

【实验器材】

1. 全自动生化分析仪。
2. 手术器械。
3. 过滤用品。
4. 水浴振荡器。
5. 制冰机。
6. 离心机。
7. 注射器。

【试剂与材料】

1. 生理盐水。
2. 10% D-氨基半乳糖溶液。
3. 1.5% 戊巴比妥钠溶液。
4. 5% 三氯乙酸溶液。
5. 95% 乙醇。
6. 氯仿和甲醇混合液（2:1，V/V）。
7. 组织裂解液。
8. 谷丙转氨酶、谷草转氨酶、甘油三酯、总胆红素、尿素、甘油三酯、葡萄糖-6-磷酸酶测定试剂盒。
9. 大鼠。

【实验操作】

（一）大鼠肝炎模型的制备及其血浆和肝组织标本的采集

肝炎模型组大鼠按 400mg/kg 的剂量腹腔注射 4% D-氨基半乳糖一次。正常对照组大鼠注射等剂量的生理盐水。24 小时后断头处死，取材。

血浆和肝组织标本的采集方法参见"代谢调节——饱食、饥饿大鼠代谢对比"。

（二）大鼠血浆和肝组织的代谢物分析

使用全自动生化分析仪，按仪器和试剂盒说明书的要求进行测定，观察肝炎模型中酶和代谢物水平的变化（表9-2）。

表9-2 大鼠酶和代谢物

标本	指标	正常对照组	肝炎模型组
血浆	谷丙转氨酶		
	谷草转移酶		
	甘油三酯		

续表

标本	指标	正常对照组	肝炎模型组
	总胆红素		
	尿素		
肝组织	糖原		
	甘油三酯		
	葡萄糖-6-磷酸酶		

【实验讨论】

1. 肝炎模型制备还有哪些常用方法？各有何优缺点？
2. 解释肝炎时各代谢物水平变化机制。

【临床联系】

1. **肝硬化的生物化学诊断**　血清白蛋白（A）减少，球蛋白（G）增多，A/G 比值降低或倒置；血清胆红素不同程度升高，胆汁酸盐不同程度升高，谷丙转氨酶轻度至中度升高；单胺氧化酶活性也往往升高。当肝细胞坏死严重时，谷草转氨酶转移酶活力常高于谷丙转氨酶，凝血酶原时间（PT, prothrombin time）延长，且用维生素 K 改善无效。

2. **肝纤维化的生物化学诊断**　目前临床上应用广泛且与肝纤维化关系比较肯定的是血液中透明质酸、层粘连蛋白、Ⅲ型胶原前肽、Ⅳ型胶原增多。

第十章　设计实验

本章要求

1. 学生根据实验室所具备的仪器设备条件及试剂自主设计实验。

2. 所设计的实验应在 3~4 学时内完成。

3. 学生应在查阅大量相关资料的基础上进行实验方案的设计，并于实验前 2 周交给实验指导教师审核。

4. 实验指导教师要认真审核学生递交的实验设计方案，对可行的方案要提前 1 周通知学生。

5. 部分学生所设计的实验方案中，如个别试剂实验室不能提供，若学生能自行解决，也可进行实验。

实验一　糖酵解——无氧运动小鼠血乳酸分析

【实验目的】

1. 了解无氧运动小鼠模型的制备。
2. 学习糖酵解产物乳酸的测定方法。

【实验内容】

1. 无氧运动小鼠模型的制备。
2. 乳酸含量的测定。

【实验原理】

（一）无氧运动小鼠模型的制备

当机体突然需要大量的能量（如剧烈运动）而又供氧不足时，肌糖原的酵解作用产生的 ATP 可满足能量消耗的需要。缺氧条件下，肌糖原经过一系列酶促反应最终生变成乳酸。乳酸释放入血，通过血液循环运至肝组织。

（二）小鼠血浆乳酸含量的测定

1. 酶法一（可见光分光光度法）

（1）L-乳酸氧化酶催化 L-乳酸氧化生成丙酮酸和过氧化氢。

$$
\underset{\text{L-乳酸}}{HO\!-\!\overset{\displaystyle COOH}{\underset{\displaystyle CH_3}{C}}\!-\!H} + O_2 \longrightarrow \underset{\text{丙酮酸}}{\overset{\displaystyle COOH}{\underset{\displaystyle CH_3}{C}}\!=\!O} + H_2O_2
$$

（2）过氧化物酶催化过氧化氢和 2,4,6-三溴-3-羟基苯甲酸、4-氨基安替比林反应生成红色醌亚胺类化合物。

$$
H_2O_2 + \underset{\text{2,4,6-三溴-3-羟基苯甲酸}}{\text{（结构式）}} + \underset{\text{4-氨基安替比林}}{\text{（结构式）}} \longrightarrow \underset{\text{醌亚胺类化合物}}{\text{（结构式）}} + HBr + 2H_2O
$$

（3）颜色的深浅与样品中乳酸的含量成正比，线性范围 $0.2\sim16.6\,mmol/L$。用酶标仪在 500nm 波长下比色，可以测定样品中的乳酸含量。

2. 酶法二（紫外光分光光度法）

（1）L-乳酸脱氢酶催化 L-乳酸与 NAD^+ 反应生成丙酮酸和 NADH。

$$
NAD^+ + \underset{\text{L-乳酸}}{HO\!-\!\overset{\displaystyle COOH}{\underset{\displaystyle CH_3}{C}}\!-\!H} \longrightarrow \underset{\text{丙酮酸}}{\overset{\displaystyle COOH}{\underset{\displaystyle CH_3}{C}}\!=\!O} + NADH + H^+
$$

（2）谷丙转氨酶催化丙酮酸与谷氨酸反应生成 L-丙氨酸和 α-酮戊二酸。

$$
\underset{\text{谷氨酸}}{\text{（结构式）}} + \underset{\text{丙酮酸}}{\text{（结构式）}} \rightleftharpoons \underset{\text{丙氨酸}}{\text{（结构式）}} + \underset{\text{α-酮戊二酸}}{\text{（结构式）}}
$$

（3）NADH 的生成量与样品中 L-乳酸的含量成正比，线性范围 $0.2\sim16.6\,mmol/L$。

用酶标仪在 340nm 波长下比色，可测定样品中的 L-乳酸含量。

【实验器材】

1. 试管及试管架、移液管、滴管。
2. 过滤用品。
3. 水浴振荡器。
4. 制冰机。
5. 注射器。

【实验操作】

请自行查阅资料，并参照以下提示设计实验。

1. 小鼠的选择（如品系、周龄、体重、性别等）。
2. 无氧运动造模方法。
3. 血液标本的采集方法。
4. 血液标本采集后处理。（是否经抗凝处理？如何消除血中的蛋白质和糖类的影响？）
5. 乳酸的测定。
6. 实验中阳性对照、阴性对照的设定。

【实验讨论】

1. 如何测定无氧运动小鼠骨骼肌和心肌中的乳酸含量？
2. 和正常小鼠相比，无氧运动小鼠骨骼肌和心肌中的乳酸含量有何变化？
3. 如何检测无氧运动小鼠骨骼肌和心肌中的肌糖原？

【临床联系】

1. **糖酵解与代谢性酸中毒**　血乳酸含量取决于肌组织糖酵解 L-乳酸的生成量及肝组织等 L-乳酸的消耗量。各种原因导致组织缺氧、L-乳酸生成过多，或肝肾等疾病导致 L-乳酸利用减少、清除障碍，则血乳酸含量增多，会发生代谢性酸中毒。

2. **糖尿病乳酸性酸中毒**　是不同原因引起血乳酸持续增多（超过 5mmol/L）、pH 值降低（<7.35）等异常所致的代谢综合征。重症后果严重，死亡率高。本病主要见于服用双胍类药物的老年糖尿病合并慢性心肺疾病或肝肾功能障碍患者，一旦出现感染、脱水、血容量减少、饥饿等，极易诱发。

3. **大脑老化**　利用核磁共振检测大脑 L-乳酸含量，可了解大脑的老化程度，L-乳酸含量越高，大脑越老化。

实验二　分光光度技术——蛋白质含量测定

【实验目的】

1. 掌握分光光度技术的基本原理。

2. 比较几种常用的蛋白质测定方法。

【实验内容】

1. 双缩脲法测定蛋白质含量。
2. 酚试剂法测定蛋白质含量。
3. Bradford 法测定蛋白质含量。
4. 二喹啉甲酸法测定蛋白质含量。

【实验原理】

（一）双缩脲法

在强碱性条件下，蛋白质与 $CuSO_4$ 发生双缩脲反应生成紫红色螯合物（参见实验一），颜色深浅与蛋白质浓度成正比，在 540nm 波长下比色，可以测定样品中的蛋白质含量。

（二）酚试剂法

酚试剂法又称 Lowry 法。酚试剂含有磷钼酸－磷钨酸，在碱性条件下与蛋白质发生复杂的呈色反应：①蛋白质与 Cu^{2+} 作用生成螯合物。②蛋白质分子中的色氨酸、酪氨酸将磷钼酸－磷钨酸试剂还原，呈深蓝色（磷钼蓝和磷钨蓝混合物），颜色深浅与蛋白质浓度成正比，在 650nm 波长下比色，可以测定样品中的蛋白质含量。

（三）Bradford 法

Bradford 法又称考马斯亮蓝法。考马斯亮蓝 G-250 染料在酸性溶液中与蛋白质中的碱性氨基酸（特别是精氨酸）和芳香族氨基酸结合，使其最大吸收波长由 465nm 移至 595nm，溶液的颜色也由棕色变为蓝色，蓝色深浅与蛋白质浓度成正比，在 595nm 波长下比色，可以测定样品中的蛋白质含量。

考马斯亮蓝G-250

（四）二喹啉甲酸法

二喹啉甲酸法又称 BCA 法、Smith 法，是 Lowry 测定法的一种改进方法。在碱性条件下，①蛋白质分子中的肽键能与 Cu^{2+} 螯合，并将其还原成 Cu^+。②两分子二喹啉甲酸与 Cu^+ 作用生成深紫色螯合物，蓝色深浅与蛋白质浓度成正比，在 562nm 波长下比色，可以测定样品中的蛋白质含量。

二喹啉甲酸

【实验器材】

1. 试管及试管架、移液管、滴管。
2. 过滤用品。
3. 水浴箱
4. 制冰机。
5. 注射器。
6. 722S 可见光分光光度计。

【实验操作】

请自行查阅资料，并参照以下提示设计实验。
1. 标准曲线的绘制。
2. 灵敏度及线性范围。
3. 干扰因素。
4. 显色条件及稳定性。

【实验讨论】

1. 蛋白质测定还有哪些方法？
2. 讨论比较各种蛋白质测定法的特异性、灵敏度、稳定性、干扰因素。
3. 实际应用中，如何选择蛋白质测定法？

【临床联系】

健康成人血浆含蛋白质 60~80g/L，胸腹腔积液中蛋白质含量多数大于 10g/L，临床上可采用操作简便的双缩脲法进行测定。其他体液如尿液蛋白质含量太少，不能用双缩脲法进行测定，需要用其他更灵敏的蛋白质测定方法。

尿蛋白检测临床上先后有磺基水杨酸法、加热法、试纸法等，都属于尿蛋白的定性和半定量检测，且前两种方法已少用。试纸法主要检测尿液白蛋白，当尿液白蛋白浓度达 0.15 g/L 时，显示阳性结果。

附　录

附录 1　常用实验动物的生理参数

表附 1-1　常用实验动物心率与血压

动物	心率 （次/分）	血压（kPa）	
		收缩压	舒张压
猴		14.66~25.06	8.66~20.26
猪		19.20~24.66	13.06~16.0
狗	70~120	12.66~18.13	13.06~16.0
		14.4~25.19*	10.0~16.26*
猫	120~140	12.7~18.93	4.67~11.33
兔	120~300	12.66~17.33	8.0~12.0
豚鼠	260~350	3.73~18.66*	2.13~12.0*
大鼠	200~500	10.93~16.0	－
		11.73~24.53*	7.73~19.33*
小鼠	320~700	12.06~18.4	－
		12.66~16.66*	8.9~12.0*

* 为麻醉状态

表附 1-2　实验动物心电图常数

指标	测定单位	小鼠	大鼠	豚鼠
动物数		400	280	50
体重	克	15~30	180~350	400~700
心脏收缩数	分	625（470~780）	475（370~580）	280（200~360）
心房传导性 P	毫秒	－	17（12~20）	20（16~24）
房室传导性 P-Q	毫秒	34（30~40）	48（40~54）	63（60~70）

续表

指标		测定单位	小鼠	大鼠	豚鼠
室间传导性 QRS		毫秒	10（10～15）	13（10～16）	13（12～14）
电收缩持续性 Q-T		毫秒	55（45～60）	74（62～85）	130（120～140）
峰值电压	P	毫伏	0.1（0～0.2）	0.1（0.0～0.2）	0.1（0.0～0.2）
	R	毫伏	0.4（0.2～0.6）	0.5（0.3～0.8）	0.7（0.3～1.2）
	T	毫伏	0.2（0～0.5）	0.2（0.1～0.4）	0.2（0～0.5）

表附 1-3　常用实验动物血液黏稠度、比重、pH 值及体温

动物	黏稠度	血液比重			血液 pH 值	体温（直肠,℃）
		全血	血浆	血细胞		
狗	4.6（3.8～5.5）	1.059	1.029～1.034	1.090	7.36（7.31～7.79）	38.5（37.5～39.7）
猫	4.5（4.0～5.0）	1.054	1.055	-	7.35（7.24～7.40）	38.7（38.0～39.5）
兔	4.0（3.5～4.5）	1.050	1.029～1.034	1.090	7.35（7.21～7.57）	39.7（38.5～39.7）
豚鼠	-	1.060	1.029～1.034	1.090	7.35（7.17～7.55）	38.6（37.8～39.5）
大白鼠	-	-	1.029～1.034	1.090	7.35（7.26～7.44）	39.0（38.5～39.5）
小鼠			1.029～1.034	1.090	7.35（7.26～7.44）	38.0（37.0～39.0）

附录2 正常人体常用生理参数

表附2-1 正常人体心率与血压

心率（次/分）	血压（kPa）		
	收缩压	舒张压	脉压
60~100	12.0~18.7	8.0~12.0	4.0~5.3

表附2-2 正常人体心电图常数

指标		正常值
心房传导性 P（秒）		<0.11
房室传导性 P-Q（秒）		0.12~0.20
室间传导性 QRS（秒）		0.06~0.11
电收缩持续性 Q-T（秒）		0.32~0.40
峰值电压	P（毫伏）	<0.25
	R（毫伏）	肢体导联中 QRS 波正负振幅相加，其绝对值不低于0.5；胸导联中 QRS 波正负振幅相加，其绝对值不低于0.8
	T（毫伏）	0.1~0.8。R 波较高的导联中，T 波波幅不低于 R 波波幅的1/10

表附2-3 正常人体血液黏稠度、比重、pH 值及体温

血液黏稠度	血液比重			血浆 pH 值	体温（℃）		
	全血	血浆	红细胞		腋窝	口腔	直肠
4~5	1.050~1.060	1.025~1.030	1.090~1.092	7.35~7.45	36.0~37.4	36.7~37.7	36.9~37.9

附录3 常用缓冲溶液的配制

表附3-1 甘氨酸-HCl缓冲液（0.05mol/L，25℃）

$x$ml 0.2mol/L 甘氨酸（15.01g/L）＋$y$ml 0.2mol/LHCl，加水定容至100ml。

pH	x	y	pH	x	y	pH	x	y
2.2	25	22.0	2.8	25	8.4	3.4	25	3.2
2.4	25	16.2	3.0	25	5.7	3.6	25	2.5
2.6	25	12.1	3.2	25	4.1			

表附3-2 邻苯二甲酸-HCl缓冲液（0.05mol/L，25℃）

$x$ml 0.2mol/L 邻苯二甲酸氢钾（40.85g/L）＋$y$ml 0.2mol/LHCl，加水定容至200ml。

pH	x	y	pH	x	y	pH	x	y
2.2	50	46.70	2.8	50	26.42	3.4	50	9.90
2.4	50	39.60	3.0	50	20.32	3.6	50	5.97
2.6	50	32.95	3.2	50	14.70	3.8	50	2.63

表附3-3 磷酸氢二钠-柠檬酸缓冲液

$x$ml 0.2mol/L 磷酸氢二钠（$Na_2HPO_4 \cdot 2H_2O$，35.61g/L）＋$y$ml 0.1mol/L 柠檬酸（$Na_3C_6H_8O_7 \cdot H_2O$，21.01g/L）。

pH	x	y	pH	x	y	pH	x	y
2.2	4.0	196.0	4.2	82.8	117.2	6.2	132.2	67.8
2.4	12.4	187.6	4.4	88.2	111.8	6.4	138.5	61.5
2.6	21.8	178.2	4.6	93.5	106.5	6.6	145.5	54.5
2.8	31.7	168.3	4.8	98.6	101.4	6.8	154.5	45.5
3.0	41.1	158.9	5.0	103.0	97.0	7.0	164.7	35.3
3.2	49.4	150.6	5.2	107.2	92.8	7.2	173.9	26.1
3.4	57.0	143.0	5.4	111.5	88.5	7.4	181.7	18.3
3.6	64.4	135.6	5.6	116.0	84.0	7.6	187.3	12.7
3.8	71.0	129.0	5.8	120.9	79.1	7.8	191.5	8.5
4.0	77.1	122.9	6.0	126.3	73.7	8.0	194.5	5.5

表附 3-4　柠檬酸-柠檬酸钠缓冲液（0.1mol/L）

$x$ml 0.1mol/L 柠檬酸（$C_6H_8O_7 \cdot H_2O$，21.01g/L）+ $y$ml 0.1mol/L 柠檬酸钠（$Na_3C_6H_5O_7 \cdot 2H_2O$，29.41g/L）。

pH	x	y	pH	x	y	pH	x	y
3.0	18.6	1.4	4.4	11.4	8.6	5.8	4.7	15.3
3.2	17.2	2.8	4.6	10.3	9.7	6.0	3.8	16.2
3.4	16.0	4.0	4.8	9.2	10.8	6.2	2.8	17.2
3.6	14.9	5.1	5.0	8.2	11.8	6.4	2.0	18.0
3.8	14.0	6.0	5.2	7.3	12.7	6.6	1.4	18.6
4.0	13.1	6.9	5.4	6.4	13.6			
4.2	12.3	7.7	5.6	5.5	14.5			

表附 3-5　乙酸-乙酸钠缓冲液（0.2mol/L）

$x$ml 0.2mol/L 乙酸 + $y$ml 0.2mol/L 乙酸钠（$NaC_2H_3O_2 \cdot 3H_2O$，27.22g/L）。

pH	x	y	pH	x	y	pH	x	y
3.6	92.5	7.5	4.4	63.0	37.0	5.2	21.0	79.0
3.8	88.0	12.0	4.6	51.0	49.0	5.4	14.0	86.0
4.0	82.0	18.0	4.8	41.0	59.0	5.6	9.0	91.0
4.2	73.5	26.5	5.0	30.0	70.0	5.8	6.0	94.0

表附 3-6　磷酸氢二钠-磷酸二氢钠缓冲液（0.2mol/L，25℃）

$x$ml 0.2mol/L 磷酸氢二钠（$Na_2HPO_4 \cdot 12H_2O$，71.64g/L）+ $y$ml 0.2mol/L 磷酸二氢钠（$NaH_2PO_4 \cdot 2H_2O$，31.21g/L）。

pH	x	y	pH	x	y	pH	x	y
5.8	8.0	92.0	6.6	37.5	62.5	7.4	81.0	19.0
5.9	10.0	90.0	6.7	43.5	56.5	7.5	84.0	16.0
6.0	12.3	87.7	6.8	49.0	51.0	7.6	87.0	13.0
6.1	15.0	85.0	6.9	55.0	45.0	7.7	89.5	10.5
6.2	18.5	81.5	7.0	61.0	39.0	7.8	91.5	8.5
6.3	22.5	77.5	7.1	67.0	33.0	7.9	93.0	7.0
6.4	26.5	73.5	7.2	72.0	28.0	8.0	94.7	5.3
6.5	31.5	68.5	7.3	77.0	23.0			

表附 3-7　磷酸二氢钾-氢氧化钠缓冲液（0.05mol/L）

$x$ml 0.2mol/L 磷酸二氢钾（KH_2PO_4，27.22g/L）+ $y$ml 0.2mol/L 氢氧化钠，加水定容至 200ml。

pH	x	y	pH	x	y	pH	x	y
5.8	50	3.72	6.6	50	17.80	7.4	50	39.50
6.0	50	5.70	6.8	50	23.65	7.6	50	42.80
6.2	50	8.60	7.0	50	29.63	7.8	50	45.20
6.4	50	12.60	7.2	50	35.00	8.0	50	46.80

表附3-8 巴比妥钠-盐酸缓冲液（18℃）

$x$ml 0.04mol/L 巴比妥钠（8.25g/L）+ $y$ml 0.2mol/L 盐酸。

pH	x	y	pH	x	y	pH	x	y
6.8	100	18.4	7.8	100	11.47	8.8	100	2.52
7.0	100	17.8	8.0	100	9.39	9.0	100	1.65
7.2	100	16.7	8.2	100	7.21	9.2	100	1.13
7.4	100	15.3	8.4	100	5.21	9.4	100	0.70
7.6	100	13.4	8.6	100	3.82	9.6	100	0.35

表附3-9 三羟甲基氨基甲烷-盐酸缓冲液（0.05mol/L，25℃）

$x$ml 0.1mol/L 三羟甲基氨基甲烷（12.114g/L）+ $y$ml 0.1mol/L 盐酸，加水定容至100ml。

pH	x	y	pH	x	y	pH	x	y
7.10	50	45.7	7.80	50	34.5	8.50	50	14.7
7.20	50	44.7	7.90	50	32.0	8.60	50	12.4
7.30	50	43.4	8.00	50	29.2	8.70	50	10.3
7.40	50	42.0	8.10	50	26.2	8.80	50	8.5
7.50	50	40.3	8.20	50	22.9	8.90	50	7.0
7.60	50	38.5	8.30	50	19.9			
7.70	50	36.6	8.40	50	17.2			

表附3-10 硼酸-硼砂缓冲液

$x$ml 0.05mol/L 硼砂（$Na_2B_4O_7 \cdot 10H_2O$，19.07g/L）+ $y$ml 0.2mol/L 硼酸（12.37g/L）。

pH	x	y	pH	x	y	pH	x	y
7.4	1.0	9.0	8.0	3.0	7.0	8.7	6.0	4.0
7.6	1.5	8.5	8.2	3.5	6.5	9.0	8.0	2.0
7.8	2.0	8.0	8.4	4.5	5.5			

表附3-11 甘氨酸-氢氧化钠缓冲液（0.05mol/L，25℃）

$x$ml 0.2mol/L 甘氨酸（15.01g/L）+ $y$ml 0.2mol/L 氢氧化钠，加水定容至100ml。

pH	x	y	pH	x	y	pH	x	y
8.6	25	2.0	9.4	25	8.4	10.4	25	19.3
8.8	25	3.0	9.6	25	11.2	10.6	25	22.8
9.0	25	4.4	9.8	25	13.6			
9.2	25	6.0	10.0	25	16.0			

表附3−12　碳酸钠−碳酸氢钠缓冲液（0.1mol/L）

$x$ml 0.1mol/L 碳酸钠（Na$_2$CO$_3$·10H$_2$O，28.62g/L）+ $y$ml 0.1mol/L 碳酸氢钠（NaHCO$_3$，8.40g/L）。

pH		x	y	pH		x	y
20℃	37℃			20℃	37℃		
9.16	8.77	10	90	10.14	9.90	60	40
9.40	9.12	20	80	10.28	10.08	70	30
9.51	9.40	30	70	10.53	10.28	80	20
9.78	9.50	40	60	10.83	10.57	90	10
9.90	9.72	50	50				

表附3−13　硼砂−氢氧化钠缓冲液（0.05mol/L 硼酸根）

$x$ml 0.05mol/L 硼砂（Na$_2$B$_4$O$_7$·10H$_2$O，19.07g/L）+ $y$ml 0.2mol/L 氢氧化钠，加水定容至200ml。

pH	x	y	pH	x	y	pH	x	y
9.3	50	6.0	9.6	50	23.0	10.0	50	43.0
9.4	50	11.0	9.8	50	34.0	10.1	50	46.0